AF612945

DE LA THROMBOSE

DES

SINUS DE LA DURE-MÈRE

PAR

Louis LANCIAL

Docteur en médecine de la Faculté de Paris
Ancien interne des Hôpitaux de Lille
Lauréat de la Faculté libre de médecine
Membre titulaire de la Société anatomo-clinique de Lille

PARIS
G. STEINHEIL, ÉDITEUR
2, RUE CASIMIR-DELAVIGNE, 2

1888

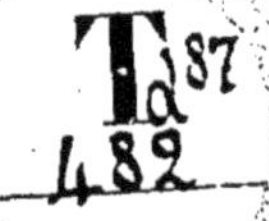
Td 87 482

DE LA THROMBOSE

DES

SINUS DE LA DURE-MÈRE

8° Td 87 / 482

IMPRIMERIE LEMALE ET Cie, HAVRE

DE LA THROMBOSE

DES

SINUS DE LA DURE-MÈRE

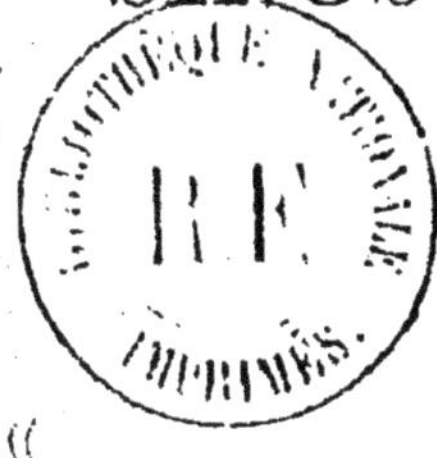
BIBLIOTHÈQUE NATIONALE
RF
IMPRIMÉS

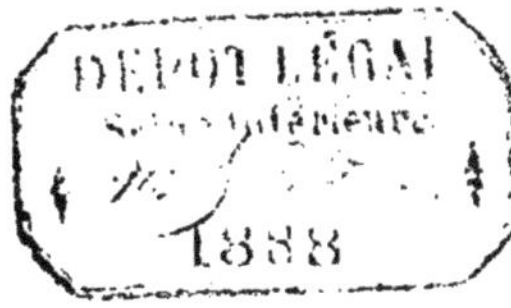
DÉPOT LÉGAL
1888

PAR

Louis LANCIAL

Docteur en médecine de la Faculté de Paris
Ancien interne des Hôpitaux de Lille
Lauréat de la Faculté libre de médecine
Membre titulaire de la Société anatomo-clinique de Lille

PARIS
G. STEINHEIL, ÉDITEUR
2, RUE CASIMIR-DELAVIGNE, 2

1888

DE LA

THROMBOSE DES SINUS DE LA DURE-MÈRE

INTRODUCTION

Durant notre internat dans le service de M. le Prof. Duret, il nous a été donné de suivre de près un cas de thrombo-phlébite des sinus veineux de la dure-mère, dont le point de départ était une périostite alvéolo-dentaire. L'observation de ce fait intéressant a été prise par M. le Dr Voituriez, chef de clinique chirurgicale, et par nous, et publiée en 1886, dans les bulletins de la Société anatomo-clinique de Lille.

A cette occasion, M. Duret nous a engagé à prendre, comme sujet de thèse, la thombose des sinus de la dure-mère, en nous occupant de la thrombose crânienne en général, sans nous borner à l'étude des inflammations des sinus consécutives aux affections dentaires. Nous avons suivi le conseil de ce savant maître, et nous nous sommes proposé de faire une étude générale de la question.

Nous nous efforcerons donc de faire la synthèse des principaux travaux, qui ont trait à la thrombose des sinus méningiens.

Une des raisons, qui nous ont porté à envisager la question dans son ensemble, c'est que ce travail n'a pas encore été fait.

Il y a dix ou vingt ans il eût été beaucoup plus difficile qu'aujourd'hui de remplir cette tâche, parce que les thromboses des sinus et en particulier la thrombose inflammatoire des sinus caverneux, étaient encore incomplètement connues. Depuis lors, on a publié plusieurs observations qui ont mieux fait ressortir les origines et la pathogénie de cette affection.

Deux causes peuvent expliquer le retard apporté à l'étude de cette partie de la pathologie des affections intra-crâniennes : la première, c'est que les thromboses inflammatoires ne sont pas fréquentes ; la seconde, c'est que antérieurement aux travaux de Trolard, de Chabbert, de Ch. Labbé et de Festal, les nombreuses anastomoses qui unissent les différents systèmes veineux de la face et de la tête avec les canaux veineux de la dure-mère n'avaient pas encore été signalées. Il en résulte que, dans bon nombre d'observations, on n'a pu expliquer la filiation des accidents partis de la périphérie pour remonter vers le crâne. Ce qui prouve que la marche de ces affections reste encore incomplètement connue, c'est l'empressement que mettent les cliniciens dans la publication des observations qui se rapportent particulièrement aux sinus caverneux.

De ce nombre, nous exceptons les affections de la face comme le furoncle et l'anthrax, dont la gravité et les complications sont bien connues de tous les chirurgiens ; nous voulons surtout parler des affections des diverses cavités de la face. Celles-là sont tout particulièrement intéressantes et méritaient notre attention. Aussi avons-nous cru bon de passer en revue les lésions de ces diverses cavités qui servent de point de départ à la thrombose des sinus.

Dans cette étude générale, il nous a semblé qu'il existait plusieurs lacunes ; nous avons essayé de les combler.

Les questions du pronostic et du traitement, presque toujours négligées par les différents auteurs qui ont écrit sur ce sujet, nous ont surtout intéressé. Nous avons pu constater que la guérison pouvait suivre les diverses variétés de la thrombose. Evidemment il s'agit de cas exceptionnels ; mais nous nous sommes précisément occupé de les rechercher, en raison de leur intérêt.

Pour le traitement, nous nous sommes adressé à M. Horsley, de Londres, dont la compétence dans la chirurgie du cerveau est reconnue de tous les savants. M. Horsley nous a fait l'honneur non seulement de nous communiquer une observation très intéressante où la guérison suivit une trépanation de l'apophyse mastoïde, mais a encore eu l'obligeance de nous donner des notes sur le résultat de ses opérations portant sur l'ouverture du sinus latéral.

Plan. — Après avoir fait l'historique de la question, et donné quelques considérations anatomiques, nous abordons la pathogénie de la thrombose en général, sur laquelle nous basons la division des thromboses des sinus crâniens.

Dans la première partie, nous traitons brièvement les *thromboses cachectiques*. Dans la seconde, sur laquelle nous nous sommes plus particulièrement étendu, nous étudions les *thromboses inflammatoires*. Les affections qui donnent naissance à cette dernière classe de thrombose sont très nombreuses. Pour mettre un peu d'ordre dans notre travail, nous avons cru bon d'examiner ces affections par région, et de passer en revue celles qui siègent dans les différentes cavités de la face.

Nous saisissons avec joie l'occasion qui nous est faite d'exprimer à M. le Professeur Duret notre vive reconnaissance pour la bienveillance qu'il n'a cessé de nous témoigner durant nos études médicales, et dont il nous a donné une nouvelle preuve en nous dirigeant dans le travail de notre thèse.

M. le Docteur De Wecker nous a permis de consulter la rédaction de son traité inédit d'ophthalmologie, et M. le Docteur David, directeur de l'École Dentaire, a mis à notre disposition sa riche bibliothèque; que ces deux maîtres veuillent bien accepter l'hommage de notre reconnaissance.

En terminant, nous tenons à adresser aussi nos remerciments à notre ami le Docteur J. Prieur, de Montréal, et surtout à notre excellent camarade A. Caye, de Metz, pour les nombreuses traductions des ouvrages anglais et allemands que nous leur devons.

HISTORIQUE

La connaissance de la thrombose des sinus crâniens ne date que du commencement de ce siècle. C'est Abercrombie qui, en 1818, en a parlé le premier, dans son traité des maladies du cerveau; mais cet auteur n'a pas su rattacher à la maladie des sinus les symptômes observés pendant la vie.

C'est à Ribes que revient l'honneur d'avoir signalé son existence d'une façon précise dans la revue de médecine de 1825.

Quatre ans plus tard, Tonnelé fait paraître dans le Journal hebdomadaire un mémoire intéressant, sous le titre de « Maladies des sinus veineux de la dure-mère » où il décrit d'une façon magistrale, les diverses formes de thromboses que l'on rencontre dans ces canaux veineux. Dans ce remarquable travail, ce savant observateur distingue du premier coup les thromboses « par altérations propres aux liquides » des thromboses « par altérations propres aux parois ». Les nombreuses observations qu'il a publiées ont servi depuis à presque tous les auteurs, qui se sont occupés des maladies des sinus. Tonnelé avait surtout étudié les thromboses du sinus longitudinal, que l'on a appelées depuis *thromboses cachectiques*. Il a aussi signalé les *thromboses par compression*, mais son attention ne s'est pas portée d'une façon particulière du côté des lésions des autres sinus. Son œuvre était suffisante. En blâmant « la négligence qu'on apporte communément à examiner les sinus de la dure-mère », il a eu le grand mérite de provoquer des recherches qui ont suffisamment prouvé depuis, que les affections des sinus sont beaucoup moins rares qu'on ne le pensait.

L'impulsion une fois donnée par Tonnelé, les observations et les mémoires sur les thromboses se multiplient assez rapidement.

Nous n'avons pas la prétention de les mentionner tous ; notre tâche serait trop longue, nous préférons les signaler soit au cours de notre travail, soit dans notre bibliographie.

Dans l'histoire des thromboses des sinus méningiens, nous distinguérons deux périodes : *Dans la première période*, les auteurs s'appliquent surtout à l'étude de l'anatomie pathologique et cherchent à établir l'étiologie de cette affection; dans *une seconde* ils essaient d'en décrire les symptômes.

Première période. — Cruveilhier a fait des expériences dont il donne le résultat dans son traité d'anatomie pathologique. Il injecte des corps étrangers dans les veines fémorales du chien, et montre que la phlébite oblitérante ainsi provoquée, a pour conséquence une hémorrhagie dans le tissu que traversent ces veines. Il donne ainsi l'explication de ces épanchements sanguins dans les méninges, et de ces foyers apoplectiques dans l'épaisseur du cerveau, que Tonnelé a été le premier à décrire.

M. Bouchut, en 1845 (*Gaz. méd.*), montre l'influence de la cachexie, dans la détermination des coagulations du sang dans les membres inférieurs, et indique quelques années plus tard la possibilité des phlébites des sinus, pendant la convalescence de la fièvre typhoïde.

Dans leur excellent Traité de 1853, Rilliet et Barthez relatent en 18 observations l'histoire de la thrombose constatée chez les jeunes enfants.

Jusqu'ici les auteurs ne se sont guère occupés que de la thrombose cachectique ou marastique. Aussi Lebert publie-t-il en 1856, dans *les Archives* de Virchow, une série d'observations de phlébites des sinus et décrit deux formes cliniques de la maladie : la *forme méningée* et la *forme pyohémique*.

L'année suivante, Gerhardt insiste dans la *Deutsche Klinik* sur la prédisposition à la thrombose des organismes débilités.

Enfin, en Angleterre, Von Dusch résume les travaux antérieurs, et donne dans les conclusions de son travail, les signes anatomo pathologiques précis qui permettent de distinguer les thromboses primitives ou cachectiques des thromboses secondaires causées par des foyers inflammatoires, par la compression et par des corps étrangers.

Seconde période. — Désormais les auteurs connaissent bien les données générales que leurs devanciers leur ont fournies sur la thrombose; aussi vont-ils profiter des connaissances acquises sur l'anatomie pathologique et l'étiologie générale, pour rechercher successivement les diverses lésions locales qui peuvent retentir sur les sinus.

Les affections osseuses du temporal qui amènent fréquemment l'inflammation du sinus latéral, ne pouvaient manquer de les arrêter tout d'abord. Puis, quand la question sera épuisée, nous les verrons s'attacher à l'étude des thromboses des tissus caverneux, plus rares que les précédentes et dont la connaissance beaucoup plus récente captive encore aujourd'hui la plupart des cliniciens.

La thrombose du sinus latéral avait déjà été signalée par Tounelé et d'autres auteurs. James Bruce, dans ses recherches sur la phlébite des sinus méningiens (*Arch. de méd.*, 1857), avait aussi insisté sur la thrombose dont le point de départ est l'appareil auriculaire ; mais c'est à Weill qu'il était réservé de tirer parti des données de Bruce et d'étudier particulièrement la maladie comme complication de l'otorrhée dans une thèse soutenue à Strasbourg en 1858.

Dès lors nous trouvons dans les Bulletins de la Société anatomique, une série assez considérable d'observations sur la question.

Puis les mémoires et les thèses se succèdent rapidement à quelques années d'intervalle ; en 1862, M. Lancereaux dans sa thèse inaugurale sur « la thrombose et l'embolie cérébrale dans leur rapport avec le ramollissement cérébral » consacre un important chapitre aux différentes thromboses des sinus, qu'il divise en thromboses cachectiques et en thromboses inflammatoires ; il aborde déjà la question de la symptomatologie.

Sentex, à l'exemple de Weill, présente en 1865 une thèse sur les phlébites des sinus liées aux maladies de l'oreille, et base uniquement son travail sur les faits cliniques. Au deux formes de la maladie signalées par Lebert, il croit devoir ajouter ce qu'il appelle la *forme hémorrhagique*, en s'appuyant surtout sur un cas dans lequel le Dr Fritz aurait porté la diagnostic d'hémorrhagie consécutive à la thrombose. Cette division n'a pas été maintenue, parce qu'elle ne constitue pas une forme distincte des deux premières ; elle n'en est pour ainsi dire qu'un mode de terminaison.

En 1866, M. Brouardel fait paraître dans les *Bulletins de la Société anatomique* un mémoire important (Lésions du rocher et de l'apophyse mastoïde et des complications qui en sont la conséquence) où nous trouvons un résumé de 80 observations.

Avec Knapp, nous commençons à connaître la thrombose des sinus caverneux. Dans un travail qui se trouve consigné in *Archiv. für Ophthalmologie* (1868, t. XIV, 1re p., p. 220), il rapporte trois cas de thromboses inflammatoires de ce sinus. Mais il fait remarquer que déjà Ducheck dans un exposé de 92 cas en a trouvé trois dans lesquels l'œil et l'orbite étaient intéressés; le premier appartient à Castelnau et Ducrest (Mémoires de l'Académie royale de médecine, 1864, p. 138), le second à Pitha et le troisième à Becohn. L'observation de Pitha, bien que très connue, nous a paru digne d'être rapporté.

La même année Heubner publie (*Arch. der Heilkunde*, 1868, p. 417) une observation personnelle dans laquelle le thrombus débutant dans le sinus longitudinal avait envahi de proche en proche le sinus transverse (latéral), le sinus caverneux du côté droit et la veine ophthalmique du même côté. Les symptômes observés pendant la vie de son malade étaient les suivants : au début, névralgie sus-orbitaire droite, blépharoptose du même côté, strabisme, puis dilatation des veines du front et de la face et œdème des paupières. Heubner s'appuyant sur cette observation croit que le diagnostic de la thrombose du sinus caverneux doit être fondé sur trois ordres de symptômes : 1° stase dans les vaisseaux situés au delà du point obstrué ; 2° dilatation des veines collatérales ; 3° signes directs de compression au niveau du siège de l'obstruction vasculaire.

Trude (*Schmidt's Jahrbuch*, 1861) est le premier à décrire les complications des furoncles des lèvres, mais sur cette question c'est le mémoire de M. Reverdin qui, en France du moins, a le plus de retentissement. Il traite surtout des causes et de la gravité particulière des anthrax et des furoncles de la face, en indiquant la veine faciale et son anastomose, la veine ophthalmique comme les voies ordinairement suivies par l'inflammation, qui, dans ces cas, peut gagner es tissus caverneux (*Archiv. de méd.* 1870).

En 1873, P. Grenet étudie dans sa thèse les oblitérations de la jugulaire et des sinus de la dure-mère. Dans le cours de la même année parait une autre thèse de M. Léon Marty, consacrée spécialement à l'étude des symptômes de la thrombose des sinus, étude basée sur six observations. L'une d'elle due à M. Quinquand est particulièrement intéressante; elle a trait à un enfant qui succomba à une thrombose cachectique.

Deux ans plus tard Bertrand reprenait le même sujet que Marty, et insistait surtout sur l'étiologie de la maladie.

La question de la thrombose cachectique est étudiée de nouveau en 1879 par M. Bouchut, dans la Gazette des hôpitaux. Il y publie une série de leçons, où nous trouvons 38 cas observés chez les enfants. Il insiste longuement sur l'étiologie, et tend à prouver que les convulsions qui surviennent chez les enfants débilités à la fin des maladies aiguës, doivent faire craindre une obstruction des sinus. Il montre également l'importance que peut avoir dans certains cas l'examen ophtalmologique, pour le diagnostic de cette maladie.

Trude, MM. Le Dentu, Verneuil, Reverdin avaient déjà signalé les thromboses des sinus caverneux, qui sont les complications des anthrax, des furoncles de la face et des lèvres; il restait à signaler les thromboses des mêmes sinus reconnaissant d'autres origines.

Thibault en 1847 avait publié plusieurs observations de lésions des fosses nasales, avec thrombose des sinus caverneux et de la veine ophtalmique. Mais ces faits paraissaient à peu près oubliés lorsque M. Duplay en 1874 vint par une intéressante observation parue dans les *Archives de méd.* attirer de nouveau l'attention de ce côté.

La thrombose d'origine dentaire n'était pas encore étudiée, lorsque M. Demons, de Bordeaux, présenta à la Société de chirurgie, en 1879, un mémoire sur la périostite phlegmoneuse diffuse des maxillaires et phlébite suppurée des sinus, mémoire où il accuse la carie dentaire comme cause des accidents. Son travail contient douze observations, dont quatre ont été rapportées par MM. Daga, Reverdin, Verneuil, Desprès; mais d'après le rapport de M. Perier, parmi ces douze observations il n'y en a que quatre, où la carie dentaire soit la cause immédiate de l'inflammation.

Enfin, en 1885, M. Panas signale dans la Semaine médicale une curieuse observation, où la thrombose des sinus paraît avoir eu pour point de départ une gangrène de l'amygdale.

Le travail de M. de Lapersonne sur la phlébite suppurée des veines ophtalmiques et des sinus caverneux (*Arch. ophtal.*, 1885) contient cinq observations déjà publiées qui lui servent à résumer la question. Il explique, en s'appuyant sur les travaux anatomiques de Gurwitsch (*Arch. für Opht.*, 1883) la voie veineuse qu'a pu prendre l'inflammation, qui dans le cas de M. Panas s'est propagée de l'amygdale aux sinus. En 1886, M. Coupland à l'occasion d'une observation personnelle donne une intéressante statistique de vingt-cinq observations de thrombose des sinus caverneux (*Ophtalmological Society's Transac.*).

La même année M. Duret, dans le journal des *Sciences médicales* et dans une leçon clinique, commente, d'une manière intéressante, une observation que nous relatons plus loin.

Enfin, en 1887, paraissent deux thèses, qui se rattachent de près à la question qui nous occupe. La première est due à Fauvel, la seconde à Gaillard.

Fauvel traite de la phlébite aiguë des sinus de la dure-mère et rapporte cinq observations, dont une personnelle ; Gaillard base sur vingt-cinq observations un travail sur la phlébite des veines ophtalmiques.

Nous aurons terminé ce court aperçu historique, lorsque nous aurons dit un mot des principaux travaux anatomiques qui ont jeté une vive lumière sur la pathogénie des affections des sinus.

Après les belles recherches de M. Trolard en 1868 sur l'anatomie du système veineux, de l'encéphale et du crâne, M. Ch. Labbé, en 1882 consacre une partie de sa thèse aux « moyens de communication du système veineux intra-crânien avec l'extérieur du crâne ». Chabbert, de Toulouse, étudie avec soin les veines de la face. Festal complétant le travail de Gurwitsch vient, il y a un an, de donner dans sa thèse les résultats de ses injections des veines de l'orbite. Il décrit longuement les anastomoses de ces dernières avec les veines des régions voisines, et termine par quelques déductions physiologiques et pathologiques, dont nous avons tenu compte dans notre travail.

ANATOMIE

Considérations anatomiques sur les sinus veineux de la dure-mère, principalement au point de vue de leurs voies de communication avec les veines de l'extérieur du crâne.

S'il nous parait utile de donner un exposé succinct de l'anatomie des sinus de la dure-mère, nous n'attachons pas une moins grande importance à la description des vaisseaux veineux qui leur sont tributaires, ou qui leur servent de voie de dégagement. Ce qui nous invite à jeter un coup d'œil rapide sur l'anatomie des veines des régions dont les affections peuvent retentir sur les sinus, c'est que leur connaissance nous permettra dans bien des cas, de nous rendre compte de la marche des graves complications crâniennes qui nous occupent.

A ce sujet nous pouvons répéter ici ce qu'écrivait M. Duret à propos du mémoire de M. Chabbert, de Toulouse, sur les veines de la face : « Il est remarquable de voir quelle clarté apportent pour l'explication des phénomènes pathologiques, les études des anatomistes sur le système veineux. » (*Bull. de la Soc. anat. clinique de Lille*, 1886, p. 48). L'indication des anastomoses ou communications des veines de l'extérieur du crâne avec les sinus crâniens, c'est-à-dire autant de voies ouvertes à la thrombo-phlébite, aura aussi cet autre avantage de guider plus sûrement la thérapeutique qu'on opposera à la marche progressive des phlébites des veines extra-crâniennes ; ces raisons sont plus que suffisantes pour ne pas borner notre sujet à l'anatomie des sinus crâniens.

Aux travaux récents de Trolard, de Chabbert, de Gurwitsch et de Ch. Labbé, pour ne citer que les principaux et les plus récents, est venu s'adjoindre, l'an dernier, l'important travail de M. Festal, sur les veines de l'orbite et leurs anastomoses avec les veines des régions voisines. Ce sont là des documents précieux que nous utiliseront largement dans l'étude que nous abordons.

Toutefois, sans donner une description complète des différents systèmes veineux, nous nous contenterons de signaler les voies principales, qui servent à la transmission des inflammations périphériques jusqu'aux sinus. Nous renvoyons, pour les détails, aux différents travaux déjà nommés qui renferment les notions complètes sur la question.

Division des sinus de la dure-mère.

Les sinus crâniens sont des canaux veineux situés dans l'épaisseur de la dure-mère et destinés à recevoir le sang veineux du cerveau et de ses enveloppes. Au nombre de quatorze, d'après M. Sappey, ces canaux veineux peuvent être classés en pairs et en impairs.

Cette division anatomique répond parfaitement à la localisation des deux sortes de thrombose, différentes par leur marche clinique et leurs caractères macroscopiques. Comme nous le verrons plus loin, c'est dans les sinus pairs que siègent les thromboses inflammatoires ou thrombo-phlébites, et c'est dans les sinus impairs que se cantonnent de préférence les thromboses cachectiques.

A l'exemple de M. Sappey, nous pourrions aussi étudier les sinus d'après leur rôle commun et rassembler dans un premier groupe ceux qui sont destinés à ramener le sang de l'encéphale, et dans un second ceux qui sont chargés de ramener le sang de l'appareil visuel. Nous aurions ainsi dans la première catégorie, en partant du golfe de la veine jugulaire interne, les sinus latéraux, le sinus longitudinal supérieur, le sinus droit, le sinus longitudinal inférieur et les sinus occipitaux postérieurs; dans la seconde catégorie, les sinus caverneux, les sinus pétreux, circulaire et occipital antérieur. Mais pour donner un tableau général de l'anatomie de ces vaisseaux veineux, il nous semble plus facile de les décrire sur deux plans principaux : l'un vertical, l'autre horizontal ou basique.

1° — SINUS DU PLAN VERTICAL

Dans le plan vertical, c'est-à-dire dans l'épaisseur de la faux du cerveau, nous trouvons en allant de haut en bas : 1° le *sinus longitudinal supérieur*, situé dans l'épaisseur de son bord supérieur ; 2° le *sinus longitudinal inférieur*, placé dans la moitié ou le tiers postérieur de la faux du cerveau; 3° le *sinus droit* occupant la base de la faux et la partie moyenne de la tente du cervelet.

Le *sinus longitudinal inférieur* n'est qu'une sorte de diverticulum du sinus droit dans lequel il débouche. Les anastomoses qui l'unissent quelquefois au sinus longitudinal supérieur, le rendent déjà intéressant par le rôle qu'elles doivent remplir dans les cas d'obstruction de ce dernier sinus. Mais Trolard s'appuyant sur ce que le sinus inférieur ne reçoit pas de veines cérébrales, dit qu'il aura encore pour fonction, non seulement de recevoir le sang veineux du sinus droit, mais celui des veines de Galien, lorsqu'un obstacle retardera pour un instant la circulation dans le sinus droit ou dans les latéraux.

Parmi les veines tributaires que reçoit le *sinus droit*, il faut noter les veines de Galien qui débouchent à son origine (v. Anatomie de Sappey, t. II, p. 731). Ce sinus aboutit ordinairement par deux branches dans les sinus latéraux au niveau du pressoir d'Hérophile.

Le plus important des trois sinus du plan vertical est sans contredit le *longitudinal supérieur*, à cause des thromboses fréquentes qu'on y rencontre et des connexions qu'il offre avec toute une série de vaisseaux veineux.

Veines collatérales. — C'est lui qui reçoit le sang des faces interne et externe des hémisphères, par les veines cérébrales du même nom. Ce rapport nous permet d'expliquer le ramollissement cérébral que l'on constate si souvent dans la thrombose de ce sinus.

Il faut cependant faire remarquer que ce ramollissement s'observe surtout dans les thromboses étendues aux sinus de la base, car les veines cérébrales externes communiquent avec ces derniers. A ce propos nous ne pouvons nous dispenser de dire un mot de la direction que présentent ces veines anastomotiques, et sur laquelle il y a quelques mois, au Congrès d'Oran, M. Trolard attirait l'attention. Cet anatomiste rappelle que les petites veines, surtout les antérieures, vont se jeter directement ou d'*avant en arrière* dans le sinus longitudinal, tandis que deux ou trois grosses veines vont communiquer avec le sinus d'*arrière en avant.*

Ces dernières constituent le tronc des veines anastomotiques mettant en communication le sinus longitudinal supérieur, le sinus pétreux supérieur et le sinus latéral. Or, fait remarquer M. Trolard, ces veines destinées à suppléer le grand sinus, ne pouvaient avoir que la direction de ce dernier. M. Trolard avait déjà signalé dans sa thèse la *grande veine anastomotique* qui porte son nom. Il considère cette dernière comme un véritable sinus qui établit une large communication entre le système veineux de la base et celui de la voûte.

Les veines osseuses ou diploïques venues du frontal ou des pariétaux, s'ouvrent aussi dans ce canal et peuvent y déverser des produits morbides développés dans les régions correspondantes du cuir chevelu ou dans l'épaisseur de la substance osseuse.

Moyens de communication avec l'extérieur du crâne. — Les voies de communication avec l'extérieur sont de deux ordres d'après Ch. Labbé : 1° directes ; 2° indirectes.

Les *voies directes* sont représentées par les émissaires de Santorini.

Les *indirectes* se font à l'aide des *lacs sanguins :* Ceux-ci déjà en relation avec le sinus longitudinal, offrent à leur paroi supérieure de petites branches débouchant dans les veines *diploïques frontales.* C'est donc par l'intermédiaire de ces derniers vaisseaux que finalement le sinus longitudinal supérieur a une voie de dégagement vers la *veine préparate,* puisque c'est dans cette veine que se rendent les diploïques frontales. « Les lacs sanguins peuvent donc être considérés comme des soupapes de sûreté ou mieux des canaux de dérivation qui reçoivent le trop plein, soit des sinus soit des veines et empêchent la compression du cerveau » (Labbé).

Dans la thrombose du sinus longitudinal supérieur, ces lacs peuvent quelquefois servir de voie collatérale au sang des veines méningées moyennes et cérébrales avec lesquelles il communique, mais souvent la coagulation commence dans le sinus, s'étend bientôt à toutes les branches voisines et s'oppose à la circulation. Cette particularité s'observe principalement dans la thrombose cachectique.

Les veines méningées moyennes peuvent aussi être considérées comme une autre voie de communication indirecte de ce sinus avec l'extérieur du crâne. Elles correspondent en effet d'une part avec les lacs sanguins et d'autre part avec le sinus longitudinal supérieur et s'ouvrent par leur extrémité opposée dans le plexus ptérygoïdien, origine de la veine maxillaire interne.

Le sinus longitudinal supérieur et le sinus droit sont deux des six sinus qui viennent converger en arrière au niveau de la protubérance occipitale interne, pour former le confluent désigné sous le nom de pressoir d'Hérophile.

Les quatre autres sinus sont représentés par les deux sinus latéraux et les deux sinus occipitaux.

2° — SINUS DE LA BASE

A la base nous trouvons deux paires bilatérales des sinus : « Une première qui est formée par les *sinus latéraux* et *occipitaux*, lesquels ont exactement les mêmes aboutissants, d'une part, le pressoir d'Hérophile, et, d'autre part, le golfe de la veine jugulaire ; de telle sorte qu'ils peuvent se remplacer réciproquement en l'absence de l'un d'eux.

La seconde paire répond aux *sinus pétreux supérieurs* et *inférieurs*, qui déversent le sang des sinus caverneux, soit dans le golfe de la veine jugulaire, soit dans la partie initiale de cette veine. Le sinus pétreux supérieur atteint le golfe jugulaire, par l'intermédiaire de la portion verticale du sinus latéral qui ne paraît jamais manquer, même en cas d'absence du sinus latéral.

Quant aux *sinus caverneux* ils constituent un véritable confluent qui présenterait d'autant plus d'analogie avec le pressoir d'Hérophile, que, comme lui, il serait l'aboutissant de six canaux veineux, si ne tenant pas compte des courtes anastomoses formées par les sinus coronaire et transverse, on réunit par la pensée les deux sinus caverneux.

Ce confluent que l'on peut appeler, avec Cruveilhier, *pétro-sphénoïdal*, reçoit :

« Les deux veines ophthalmiques.

Les deux sinus pétreux supérieurs.

» » » inférieurs » (Labbé).

Les sinus impairs de la base du crâne dont l'importance ressort de la pathologie des thromboses sont le *sinus circulaire ou de Ridley* et le *sinus occipital antérieur*, aussi appelé sinus transverse de la selle turcique ou de Littré (v. l'Anatomie descriptive de Beaunis et Bouchard, p. 487). Le premier relie entre-eux les deux sinus caverneux et a été appelé pour cette raison intra-caverneux. Nous aurons l'occasion de voir dans la thrombose des sinus caverneux le rôle que joue ce sinus anastomotique. Le sinus occipital antérieur formé de deux ou trois branches, fait communiquer les sinus pétreux inférieurs et les sinus caverneux.

Parmi tous les sinus de la base, il y en a deux paires qui nous arrêteront un instant, parce que les anastomoses avec les veines extérieures sont utiles à connaître ; nous voulons parler des sinus latéraux et des sinus caverneux.

Sinus latéraux. — D'après Cruveilhier, les veines qui viennent se jeter dans ces tissus sont : 1° les veines cérébrales latérales et inférieures ; 2° les veines cérébelleuses latérales et inférieures ; 3° la veine mastoïdienne. Cette dernière veine tributaire rend compte de la propagation de l'inflammation des cellules mastoïdiennes au sinus latéral.

Voies de communication avec l'extérieur du crâne. — « En raison de son importance, le sinus latéral, dit M. Ch. Labbé, est celui qui offre les communications les plus remarquables. Ce sont : la jugulaire postérieure, la vertébrale, les veines mastoïdiennes, principales et accessoire, enfin les petites branches qui, par le sinus condylien, vont aux plexus veineux intra-rachidiens ».

Sinus caverneux. — *Voies de communication.* — « Ce sinus, dit Cruveilhier, reçoit par sa partie inférieure plusieurs veines qui établissent une large communication avec les veines antérieures de la base du crâne, et plus particulièrement avec le plexus veineux ptérygoïdien ». Parmi ces veines qui rattachent le sinus au système veineux extra-crânien, Trolard insiste avec raison sur la *veine* du *trou grand-rond* ou veine de Trolard. Celle-ci part de la partie inférieure du sinus, accompagne la branche maxillaire inférieure du trijumeau dans le trou déjà nommé et va se terminer dans le plexus ptérygoïdien. Ce sont là des veines intéressantes à signaler, parce qu'elles servent de voie aux inflammations venues du *plexus ptérygoïdien* à la suite des maladies de la région des maxillaires, de la région amygdalienne ou pharyngienne. Festal dit même que Nuhn a vu le nerf maxillaire inférieur enlacé jusqu'à sa division en lingual et dentaire par un abondant plexus qu'alimente le sinus caverneux, et il ajoute que le dentaire inférieur est aussi entouré d'un réseau veineux.

Ces détails anatomiques nous rendent compte de la gravité des phlébites de ces veines périphériques et de ces différents plexus veineux, phébites dont le point de départ peut-être une périostite alvéolo-dentaire, ou une affection d'un maxillaire.

Le *plexus ptérygoïdien* situé dans la fosse zygomatique sert de voie détournée aux affections veineuses qui se propagent aux sinus caverneux. Il est constitué par une multitude de vaisseaux dont l'ensemble a été comparé à une éponge veineuse. Il communique avec les *veines massétérines*, le *plexus de la fosse temporale* et le *plexus pharyngien*. Comme ce dernier plexus recueille plusieurs troncules issus de l'amygdale (Festal), on comprend dès lors comment une affection de l'amygdale (cas de M. Panas), une lésion du pharynx, une inflammation de la fosse temporale pourront intéresser le plexus ptérygoïdien, et gagner ensuite le sinus caverneux par l'intermédiaire de la veine du trou grand-rond ou du trou ovale.

Indépendamment de ces premières voies de dégagement, il faut encore citer avec Ch. Labbé, celles des sinus *pétro-occipital supérieur* et *pétro-occipital inférieur*, mais comme dans l'étude des thromboses nous n'avons pas trouvé de propagation inflammatoire par ces canaux, nous n'y insisterons pas.

Il reste à dire un mot de l'anastomose du sinus caverneux avec la veine ophthalmique, qui est la plus importante de ses branches collatérales. La veine ophthalmique relie en effet ce sinus de la base aux veines de la face. Le rôle qu'elle tient dans la pathogénie de la thrombose de ce sinus est considérable. Nous y reviendrons à propos des affections de la face. Un point à indiquer ici et qui a été bien mis en lumière par Festal et par Chabbert, est la question de savoir dans quel sens le sang circule dans la cavité orbitaire. D'après Festal le sang de l'orbite circulerait ordinairement du côté du sinus caverneux, plutôt que du côté de la faciale, bien que celle-ci puisse servir également à recevoir le sang veineux de cette cavité. Il base son opinion sur le volume croissant de la veine ophthalmique de la périphérie au fond de la cavité, sur l'abouchement des veines orbitaires qui forment avec elle un angle aigu à sommet postérieur, et sur des considérations physiologiques dont nous allons parler.

Festal, dans des injections des vaisseaux veineux, a constaté que les muscles de l'orbite présentaient à leur face interne des réseaux veineux d'une grande richesse, et il fait aussi remarquer que la veine ophthalmique dans laquelle se rendent ces branches vasculaires est appliquée contre le globe oculaire par les muscles de l'œil, en sorte que d'après lui la contraction presque incessante des muscles aurait pour effet de refouler en arrière le sang que renferment ces divers vaisseaux. Il ajoute que la contraction de l'orbiculaire des paupières à travers lequel passe la veine ophthalmique contribuerait pour sa part à s'opposer aussi au passage du sang par la veine faciale. Ces données sont intéressantes et expliquent plus facilement le transport des agents infectieux des parties périphériques de l'orbite aux sinus.

Une dernière veine qu'il convient de citer est l'*ophthalmo-faciale*, située dans la fosse ptérygo-maxillaire, qui prend naissance dans la pituitaire et dont la branche orbitaire, passant à travers la fente sphéno-maxillaire, se jette dans le confluent veineux de l'orbite.

Cette veine pourra servir à propager les inflammations ou à transporter les agents microbiens des fosses nasales aux sinus, et contribuer ainsi à la pathogénie de la thrombose infectieuse. Enfin la veine *ophtalmo-méningée* qui part de la scissure de Sylvius s'abouche quelquefois avec le système des veines ophthalmiques. Cette branche peut conduire les agents infectieux de l'orbite aux méninges, et expliquer ainsi certaines méningites en apparence spontanées.

Après cet exposé anatomique que nous aurions voulu développer, si le temps nous l'eût permis, nous pouvons conclure que les régions de la face, du crâne ou de leurs cavités sont toutes reliées aux sinus de la dure-mère par des branches veineuses. Nous ne serons donc pas étonnés dans la symptomatologie de la thrombose des sinus, de trouver dans les inflammations de ces régions le point de départ des lésions intra-crâniennes.

PATHOGÉNIE DE LA THROMBOSE EN GÉNÉRAL

Comme les sinus de la dure-mère présentent les mêmes lésions que tous les autres vaisseaux veineux de l'organisme, il est juste. dans la pathogénie générale de la thrombose veineuse de leur appliquer les données que nous possédons sur cette affection.

On a essayé d'étayer bien des théories pour donner une explication exacte des phénomènes qui président à la formation de la thrombose, mais aucune jusque dans ces derniers temps n'a présenté assez de solidité pour résister aux arguments qu'on lui a opposés successivement. Elles ont cependant eu cet avantage de bien mettre en relief les principaux points de cette question et de susciter des recherches scientifiques qui ont abouti à un résultat très satisfaisant. Si le mode intime de la formation des thrombus ne nous est pas entièrement dévoilé, nous possédons du moins aujourd'hui des connaissances précises sur bien des conditions de ces concrétions sanguines.

Dans toute thrombose quelle qu'en soit la nature, on trouvera toujours en dernière analyse les deux éléments suivants : d'une part le vaisseau c'est-à-dire le contenant, et d'autre part le coagulum sanguin c'est-à-dire le contenu. Suivant la prédominence des altérations pathologiques du liquide sanguin ou des parois vasculaires on dira que la thrombose est *hématique* ou bien qu'elle est *vasculaire.* Ce sont là en effet les deux divisions qu'il faut admettre avec M. F. Raymond, l'auteur de l'excellent article Thrombose, paru l'an dernier dans le Dictionnaire encyclopédique des siences médicales. Mais nous verrons plus loin qu'il faut bien s'entendre sur ce point et avoir une idée bien précise sur ces deux variétés de thrombose.

Dans la plupart des théories on n'a guère donné d'importance qu'au sang, sans trop s'inquiéter du rôle que pouvaient jouer les parois vasculaires. Les partisans de la théorie de Virchow, et entre autres

Tilbury-Fox, Coupland, Casper, Rigby, Simpson, Humphry, Kiwisch et surtout Waller, de Prague, admettaient que la thrombose était primitive et ne dépendait pas d'une lésion préalable de la paroi veineuse, que la phlébite était toujours consécutive à la formation du caillot. Pour soutenir cette opinion, ils se basaient sur la constatation fréquente de l'absence complète de lésions dans les parois veineuses, et le caractère inflammatoire du sang coagulé renfermé à leur intérieur. On leur objectait toutefois qu'il est souvent des cas, où la phlébite est manifestement primitive, comme cela s'observe par exemple dans la coagulation du sang des sinus crâniens, lorsque l'inflammation de la paroi vasculaire coïncide avec celle des os qui sont en contact avec elle. Avec Von Dusch ils se contentaient de répondre que ce n'est pas l'inflammation qui amène la formation du coagulum, mais plutôt le trouble circulatoire qui existe dans la région malade.

L'expérience suivante si facile et si simple a suffi pour démontrer qu'il fallait dans la pathogénie de la thrombose tenir compte de l'état de l'endoveine et a prouvé la grande exagération de la théorie de Waller, de Prague : On introduit un stylet dans l'intérieur d'une collatérale pour aller érailler si peu que ce soit la tunique épithéliale d'un vaisseau et l'on voit bientôt se développer une thrombose locale, limitée au point lésé. Des recherches de Zahn ont d'ailleurs démontré, que des lésions à peine marquées de l'endoveine suffisent à déterminer une agglutination des globules blancs, qui deviennent les agents de la thrombose. Cohnheim et J. Renaut (1880), ont confirmé les recherches de Zahn, et ont observé dans tous les cas de thrombose un endothélium desquamé et modifié. Voilà pour l'expérimentation la base de la théorie vasculaire, qui reçoit également un ferme appui dans l'observation clinique. Il est en effet toujours possible de saisir une cause d'altération du vaisseau précédant la coagulation du sang. Tantôt, c'est une tumeur, un déplacement d'organe qui comprime un vaisseau veineux, tantôt c'est une altération ancienne du vaisseau, une dilatation variqueuse, une stase sanguine chronique, comme dans les lésions organiques du cœur ; enfin une inflammation de voisinage, phlegmon, plaie, érysipèle qui est le point de départ de l'altération vasculaire. Cette coexistence constante d'une lésion quelconque précédant l'apparition du coagulum est une nouvelle preuve en faveur de la théorie de l'altération des vaisseaux.

Si on définissait la phlébite ou l'artérite, une inflammation diffuse du vaissau c'est-à-dire de tous ses éléments constitutifs, on arriverait certainement à conclure avec Virchow, que la phlébite ou l'artérite sont la conséquence et non la cause de la thrombose. Mais, après ce que nous venons de voir, nous dirons avec M. Raymond que bien avant que l'inflammation se soit propagée à toute l'étendue d'un vaisseau, il y a des troubles de nutrition, des altérations de l'épithélium vasculaire qui sont une condition essentielle et suffisante pour produire une coagulation intra-vasculaire.

L'altération de l'épithélium du vaisseau, voilà donc la cause déterminante et nécessaire de la coagulation du sang. Mais quel est le phénomène intime de cette transformation sanguine ? Nous savons aujourd'hui que la coagulation résulte d'un dédoublement des matières albuminoïdes du sang (substance fibrinogène de Schmidt, plasmine de Denis) sous l'influence d'un agent dont nous ignorons encore la provenance et qu'on est convenu d'appeler ferment de la fibrine. Tous les auteurs sont d'accord pour admettre une altération des éléments figurés du sang comme point de départ de ce dédoublement chimique qui est la base de la coagulation (Raymond). Ils ne diffèrent les uns des autres que par le rôle prépondérant qu'ils font jouer à l'altération de tel ou tel de ces éléments : pour les uns ce sont les globules blancs, pour les autres les globules rouges qui sont surtout intéressés; pour M. Hayem ce sont les hématoblastes; pour Schimmelbusch (de Halle) et Eberth qui viennent de faire une communication à ce sujet au dernier congrès de chirurgie de Berlin, ce sont les plaquettes du sang, nom donné par Bizzozerro aux hématoblastes découverts avant lui par M. Hayem. Cette modification des éléments du tissu sanguin s'effectue dans l'altération des vaisseaux ou au contact avec les corps étrangers qui sont autant d'obstacles à la circulation du sang. Dans le courant sanguin normal, disent Schimmelbusch et Eberth, les éléments corpusculaires du sang cheminent dans la partie centrale des vaisseaux, tandis qu'à la circonférence il existe une zone protoplasmatique, qui garantit le vaisseau vivant d'une thrombose. Ce n'est qu'à partir du moment où un obstacle s'oppose au courant sanguin, que les plaquettes blanches s'y fixent; ou si le courant se ralentit, ces mêmes petites plaques blanches, pénétrant d'abord dans la zone limitante, s'accolent à la paroi du vaisseau, dès que le ralentissement augmente. Dans ces deux cas, les conditions de la formation d'un thrombus sont réalisées. Nous ne voulons pas insister davantage sur cette question encore à l'étude de la formation de la thrombose, et nous laissons au temps le soin de juger l'exactitude des résultats communiqués par les auteurs allemands.

On voit d'après ce qui précède que le ralentissement de la circulation joue un certain rôle dans la pathogénie de la thrombose, et nous verrons qu'on le note toujours dans les thromboses cachectiques des sinus. C'est même par son influence que l'on peut facilement expliquer la localisation des thromboses cachectiques que l'on rencontre presque toujours à leur siège de prédilection. Mais il y a loin de là jusqu'à considérer avec Reindfleisch et Virchow, le ralentissement de la circulation comme la cause prépondérante ou même unique de la coagulation. Et, en effet, comme le fait remarquer M. J. Schmitt, de Nancy, les affections cardiaques qui donnent lieu à un ralentissement considérable s'accompagnent rarement de thrombose. De savants expérimentateurs ont prouvé qu'on ne devait plus prêter un rôle important au phénomène de la stase sanguine. Ainsi, Brücke, après avoir lié le cœur d'une grenouille ou d'une tortue, a constaté que malgré le repos, malgré la mort de l'animal, le sang contenu dans les cavités du cœur restait fluide, et ne se coagulait pas; enfin, Glénard et Baumgarten ont montré que le sang pris entre deux ligatures ne se coagule pas quand l'expérience est faite avec toutes les précautions antiseptiques.

C'est en agissant sur les hématoblastes ou les autres éléments sanguins dont elles amènent l'altération que toutes ces causes : ralentissement de la circulation, modification de la constitution du sang, lésion de la paroi vasculaire, produisent la coagulation.

Division de la thrombose en général.

D'après ce qui précède, pour qu'un thrombus se produise au sein d'une veine, il faut une altération quelconque de l'endothélium vasculaire, et une altération des éléments figurés du sang. Mais cette lésion veineuse est parfois si peu marquée que, sans un examen minutieux, elle peut facilement passer inaperçue. En second lieu, elle apparaît à des époques différentes dans les phases successives du processus pathologique. Dans la grande majorité des cas, il est vrai, c'est la paroi veineuse qui est atteinte tout d'abord, comme dans l'expérience qui consiste à aller léser la veine en passant par une collatérale. C'est un trauma qui vient du dehors et qui intéresse primitivement le vaisseau. De même dans un autre ordre de faits, c'est une inflammation, une compression de voisinage, etc. qui tenant lieu de trauma agit directement sur ce même vaisseau. Dans tous ces cas la lésion vasculaire qui en résulte est essentiellement primitive, le sang n'est modifié et coagulé que consécutivement.

Aussi a-t-on appelé *thrombose traumatique* ou *vasculaire* ou *inflammatoire* le phénomène de la coagulation qui s'effectue dans l'ordre que nous venons d'indiquer.

Au contraire, dans les états généraux qui amènent les troubles de l'hématopoièse, comme l'anémie, la chlorose, le marasme, la cachexie, etc., c'est le tissu sanguin lui-même qui est intéressé tout d'abord, c'est sur lui qu'a porté le trauma pathologique, s'il est permis de parler ainsi, et ce n'est que secondairement, par l'intermédiaire de ses éléments constitutifs altérés et déformés, que la paroi veineuse recevra le contre-coup de cette altération du sang. Ici ce n'est plus la desquamation endothéliale de la paroi vasculaire, mais la modification du sang qui est le premier anneau de la chaîne pathologique qui va se dérouler. C'est pour distinguer ce processus différent du premier que l'on a créé la classe des *thromboses cachectiques* ou *hématiques* ou *non inflammatoires*.

Toutefois ces deux variétés de thrombose veineuse ne sont pas toujours aussi nettement séparées l'une de l'autre que semble l'indiquer une simple description. Il est des cas où les deux genres de lésions qui servent de base à leur classification paraissent se développer séparément pour se confondre ensuite et se compléter. C'est ainsi qu'à une altération générale du sang peut se joindre une affection locale qui intéresse directement le sinus. Ce sera un foyer tuberculeux, un cholestéatome du temporal comprimant le sinus latéral, une tumeur de Pacchioni lésant le sinus longitudinal, un néoplasme de la selle turcique oblitérant les sinus caverneux. Dans tous ces faits de compression, nous n'avons plus la thrombose cachectique telle que nous la décrirons, avec son siège de prédilection, son aspect clinique et ses caractères anatomo-pathologiques, mais une thrombose qui subira certaines modifications du fait de la lésion locale.

La coagulation siégera au point même où elle sera sollicitée par cette lésion locale et aux symptômes cliniques ordinaires s'ajouteront les symptômes propres de l'affection de voisinage, otite, tumeur, etc.

Division de la thrombose des sinus crâniens.

La thrombose des sinus crâniens peut être divisée en deux classes : *thrombose inflammatoire, thrombose cachectique.*

La thrombose inflammatoire est d'*origine locale*, due à des causes telles que la carie des os par exemple, le plus souvent de la portion pétreuse du temporal ; la thrombose cachectique doit être attribuée à un *état général* favorisant la formation de thrombose dans les autres systèmes veineux. La première, la plus fréquente des deux variétés, est toujours secondaire et, suivant la remarque de Von Dusch, s'observe principalement dans les sinus pairs et parmi ces derniers d'abord dans ceux qui sont le plus près de la lésion. La seconde est primitive et se montre surtout dans les sinus impairs le plus souvent dans le sinus longitudinal supérieur parce que le sang y est plus ralenti que dans les autres.

Dans la thrombose secondaire ou inflammatoire l'organisation du thrombus est exceptionnelle, sa désagrégation est presque la règle, il en résulte la formation d'embolies septiques ou d'infarctus métatastiques avec leur cortège de symptômes pyohémiques, fièvre adynamique, etc.

Dans la thrombose primitive ou marastique les infarctus métastatiques manquent complètement parce que le thrombus tend à passer par toutes les phases de l'organisation.

L'infection purulente s'unit fréquemment à la thrombose inflammatoire, tandis que le ramollissement cérébral s'associe plus particulièrement à la thrombose marastique.

PREMIÈRE PARTIE

THROMBOSE CACHECTIQUE DES SINUS CRANIENS

Comme leur nom l'indique, les thromboses cachectiques ou marastiques des sinus crâniens ont pour caractère spécial de se produire sous l'influence de tous les états généraux qui débilitent l'organisme. C'est ainsi qu'on les voit survenir dans la convalescence des maladies aiguës, ou au déclin des maladies chroniques. Elles sont beaucoup plus rares que les thromboses vasculaires ou inflammatoires, du moins chez les adultes. Ce sont surtout les vieillards et les enfants qui en sont atteints.

Etiologie et pathogénie. — On rencontre rarement les thromboses marastiques chez les adultes, aussi est-ce une des raisons pour lesquelles nous publions les faits de Corazza et les deux cas de Tuckwell qui ont trait à une femme enceinte, âgée de 42 ans, à une anémique âgée de 20 ans et à une chlorotique de 16 ans. La seconde malade de Wiglesworth n'était pas non plus d'un âge avancé.

Il est curieux de remarquer qu'elles sont exceptionnelles après la puberté, et que, si on les voit survenir vers l'âge de 14 ans et au-dessus, elles ne se manifestent guère plus par les convulsions, comme chez les enfants, mais par du délire comme chez les adultes.

Chez les enfants, nous notons la plus grande fréquence de l'affection de 2 à 4 ans. Dans la statistique de Rilliet et Barthez portant sur 18 sujets, nous trouvons 10 fois la thrombose de 2 à 4 ans ; il en est de même dans la statistique de Bouchut, qui a rassemblé 35 cas observés dans son service à l'hôpital des Enfants-Malades ; les tout jeunes enfants n'en sont pas exempts, car M. Hutinel, dans sa thèse sur les troubles de la circulation chez l'enfant et particulièrement chez le nouveau-né, rapporte deux observations dues à Parrot, dans lesquelles on voit une petite fille de huit jours, atteinte de diarrhée et de muguet, succomber à une thrombose des sinus qui avait déterminé une hémorrhagie sous-arachnoïdienne et ventriculaire ; et un petit garçon de 20 jours qui fut pris de convulsions, de céphalalgie à la suite d'une thrombose de ces mêmes canaux veineux.

Nous avons aussi trouvé le cas de Rotch où une trombose du sinus droit s'est développée chez un enfant de 6 semaines.

On ignore s'ils en sont frappés souvent, parce que d'ordinaire ils sont en petit nombre dans les services et à ce point de vue, l'observation est restée forcément incomplète.

Nous croyons bon de donner ici la statistique de M. Bouchut. (*Gaz. des hôp.* 1879), pour montrer dans quelles affections on rencontre surtout la thrombose cachectique chez les enfants :

Entérite chronique	5
Rougeole, pneumonie catarrhale	2
Pneumonie chronique	6
Phthisie	8
Anasarque sans albuminurie	1
Albuminurie chronique	3
Coqueluche et pneumonie	7
Cachexie scrofuleuse et tubercules des os, des poumons et de l'intestin	1
Gangrène de la bouche	1
Dipthérie	2

Nous voyons donc que 23 fois sur 35 la complication cérébrale est apparue après le développement d'une affection pulmonaire aiguë ou chronique.

Chez les adultes et les vieillards, les affections de l'appareil respiratoire doivent également être considérées comme une des causes des coagulations du sang dans les sinus. Nous en avons un exemple chez la première malade de Wiglesworth, qui eut d'abord une bronchite chronique et puis une broncho-pneumonie ; mais hâtons-nous de le dire, l'étiologie, comme la pathogénie de la thrombose cachectique est multiple, et il faut citer en dehors des affections qui déterminent des troubles respiratoires et par suite un défaut d'appel du sang veineux, la stéatose cardiaque, et toutes les causes qui entraînent le ralentissement de la circulation du sang, s'opposent à l'hématose et favorisent la stase veineuse.

D'autres conditions, comme les diarrhées profuses, les déperditions sanguines ou les suppurations abondantes peuvent apparaître au premier plan parmi les causes de la maladie. On a accusé aussi la diarrhée de Cochinchine. La malade de Corazza (obs. VII), qui avait été saignée environ cent fois, et qui du reste était affaiblie par une diarrhée séreuse, est un bel exemple de l'effet des déperditions multiples des liquides de l'organisme.

« Dans de telles circonstances, M. Lancereaux après Gerhard, fait remarquer que le sang ne tarde pas à s'épaissir ; la sérosité contenue dans le parenchyme des organes, surtout du cerveau chez l'enfant, se résorbe en partie, le contenu du crâne diminue de volume; toutefois les fontanelles se dépriment par le fait de la pression atmosphérique, les sinus s'imbriquent, il y a compensation et la circulation est à peine troublée. Mais si cette compensation est impossible ou insuffisante, il en résulte une distension des vaisseaux cérébraux, qui, jointe à la faiblesse musculaire du cœur et à l'altération du sang, conduit presque nécessairement à la formation de la thrombose dans les lieux favorablement disposés comme le sont les sinus de la dure-mère ».

C'est ainsi que se forme la stase dans les sinus de la dure-mère ; mais nous avons vu que ce phénomène n'est pas l'agent principal de la coagulation. Le facteur principal dans la formation du thrombus, c'est l'altération de certains éléments du sang, soit des hématoblastes de Hayem, soit des globules blanc comme le veut Schmidt; nous savons que cette altération ne saurait avoir pour cause l'arrêt ou le ralentissement du courant sanguin ; elle présuppose toujours d'après P. Baumgarten et la plupart des auteurs, soit une altération de la paroi vasculaire, soit l'action des corps étrangers comme les microbes ou des substances chimiques anormales. Les troubles mécaniques de la circulation ne jouent qu'un rôle secondaire, occasionnel en quelque sorte ; c'est du moins ce qui ressort des dernières recherches d'Eberth ou de Schimmelbusch.

Or, comme ces troubles mécaniques sont surtout marqués aux extrémités du corps, on comprend parfaitement que le ralentissement de la circulation qui n'est qu'une cause occasionnelle, soit suffisant pour amener la fixation des éléments altérés du sang dans les sinus crâniens, en un point où la paroi présente une de ces nombreuses petites exfoliations endothéliales que la dénutrition générale ne manque pas de produire dans tout l'organisme (1). Mais l'altération n'est cependant pas la cause essentielle, l'origine des thrombus, car s'il en était ainsi, comme le fait remarquer M. P. Raymond, les coagulations n'auraient pas de siège de prédilection.

On sait, en effet, que les thrombus marastiques artériels sont tellement rares que, malgré les travaux de M. Charcot, certains auteurs en contestent encore l'existence; on n'ignore pas non plus que ces formations, qui se développent préférablement dans les veines, siègent surtout dans le système veineux périphérique. Aussi, à la racine des membres, les veines fémorales, les veines axillaires, dans le crâne, les sinus de la dure-mère, sont-ils désignés comme les sièges principaux de ces coagulations.

La constatation de ces faits a été tant de fois observée qu'elle a permis à M. Lancereaux d'énoncer la loi suivante. « Les thromboses cachectiques se forment presque toujours au niveau des points où le liquide sanguin a le plus de tendance à la stase, c'est-à-dire à la limite d'action des forces d'impulsion cardiaque et d'aspiration thoracique ».

Ce qui a lieu en particulier pour la thrombose marastique des sinus crâniens, est en accord parfait avec cette proposition générale. Nous voyons, en effet, que c'est le sinus longitudinal supérieur le plus éloigné de tous du cœur et de l'appareil respiratoire c'est-à-dire le sinus placé à cette limite d'action dont parle M. Lancereaux, qui est le siège le plus habituel de cette variété de thrombose.

Anatomie pathologique. — L'observation que nous a communiquée M. le Prof. Grancher, en est un des nombreux exemples. Dans ce cas la thrombose du sinus longitudinal a succédé à une affection chronique du poumon chez une enfant malingre et débilitée.

Le premier cas de Wiglesworth (obs. V) nous offre encore une thrombose du même sinus.

Dans sa thèse, M. Lancereaux, ne cite comme exception que le cas de Gerhard, où le sinus droit et les deux sinus latéraux étaient le siège de l'obstruction. Nous pouvons y joindre le cas de Tuckwell

(1) C'est à dessein que nous passons sous silence la théorie de l'*inopexie* de Vogel, et celle de la sursaturation du sang par l'acide carbonique de Mathieu et Urbain, qui attribent à l'asphyxie ou au défaut d'absorption de l'acide carbonique par les globules sanguins altérés, la cause essentielle de la coagulation intraveineuse.

(obs. IV) où la thrombose, occupant les mêmes sinus, avait débuté par le sinus droit. Nous ne pouvons laisser passer ce fait, sans constater une fois de plus, l'exactitude de la loi de Von Dusch, qui dit que les thromboses cachectiques occupent principalement les sinus impairs, et sont symétriques, lorsqu'elles s'étendent aux sinus voisins.

Du sinus longitudinal supérieur le thrombus gagne en effet fréquemment le pressoir d'Herophile et les sinus latéraux de l'un et de l'autre côté en affectant une forme et une disposition symétrique, ce qui semble indiquer qu'une cause plutôt générale que locale a présidé à sa formation (Lancereaux). C'est cette disposition symétrique que nous rencontrons à l'autopsie de la première malade de Wiglesworth (obs. V), où l'on note la présence des caillots dans le sinus longitudinal supérieur et dans les deux sinus latéraux jusqu'au niveau du golfe de la veine jugulaire.

Quelquefois la coagulation se prolonge beaucoup plus loin, et l'on voit tous les sinus obstrués par des caillots plus ou moins âgés, comme si on les avait injectés. Dans ces cas, les veines méningées sont gorgées de sang, les vaisseaux cérébraux fortement congestionnés, et on constate souvent des hémorrhagies. Ces extravasations sanguines peuvent se produire dans les différents plans de méninges et dans la substances cérébrale. Les ventricules cérébraux sont fréquemment remplis de sérosité plus ou moins sanguinolente.

Les malades de Tuckwell (obs. III, IV) et celle de Corazza, présentaient des hémorrhagies diverses ; Sentex, dans sa thèse, en cite assez de cas pour se croire autorisé à décrire une forme hémorrhagique de la phlébite des sinus. Dans de rares faits l'infiltration sanguine est si complète qu'elle gagne le tissu cellulo-graisseux rétro-oculaire, de telle sorte que l'on peut voir comme dans le cas de Corazza, la thrombose cachectique du sinus longitudinal prendre assez d'extension pour produire un véritable exophtalmos.

La complication forcée de telles lésions est le ramollissement cérébral ; nous voyons chez la malade de Tuckwell, à quel degré peut arriver cette désorganisation des diverses parties des lobes cérébraux.

Et dans ce cas, comme dans beaucoup d'autres, l'anatomie normale vient donner la raison de la distribution des lésions. Nous voyons que du côté de l'hémisphère droit le plus intéressé, le lobe antérieur est sain, parce que la partie antérieure du sinus longitudinal où se jettent les veines de cette région, est restée perméable, tandis que les deux autres lobes sont convertis en une masse pulpeuse et diffluente, parce que leurs veines sont tributaires du sinus longitudinal et des deux sinus latéraux, et ont dû participer à l'obstruction de ces canaux collecteurs. Nous comprenons aussi pourquoi le ventricule latéral est désorganisé, puisque son sang veineux, déversé d'ordinaire par les veines de Galien principalement dans le sinus latéral droit, par l'intermédiaire du sinus droit, a rencontré un obstacle infranchissable. Mais le plus souvent le ramollissement est moins marqué, et ne se rencontre guère que sur les circonvolutions frontales, c'est-à-dire, dans le département dont la voie de retour s'opère surtout par le sinus longitudinal supérieur.

Il est à noter que, tandis que l'infection purulente s'observe fréquemment dans la thrombose inflammatoire, le ramollissement cérébral se rencontre plus particulièrement dans la thrombose marastique. Dans cette dernière variété, l'organisation du thrombus peut s'opérer, et il peut se produire une résorption; tandis que, dans la première, la désagrégation de la thrombose est la règle, et cause souvent des embolies septiques.

Il est bon de donner une courte description de l'aspect macroscopique du coagulum que l'on trouve dans les thromboses cachectiques des sinus, pour le différencier du caillot post mortem. Ce sont d'ordinaire des caillots striés de blanc, d'aspect panaché, à nuances très variables; ils sont denses, résistants, non adhérents aux parois du sinus qui paraissent intacts. Lorsqu'ils sont adhérents c'est qu'ils sont retenus par des prolongements qui s'engagent dans les veines afférentes. Ils peuvent ne pas occuper tout le calibre du sinus. Ils sont souvent formés par une série de couches emboîtées, dont les plus superficielles sont les plus récentes. Cette sorte de stratification est due à ce que le caillot primitif éprouve dans sa totalité un retrait qui laisse entre la veine et le caillot un espace dans lequel le sang s'infiltre, se coagule, donne lieu à un nouveau retrait, et ainsi de suite (Cornil et Ranvier). A leur centre on trouve souvent une partie blanchâtre, paraissant avoir subi une transformation purulente. Mais, d'après les recherches de M. Jaccoud, on n'y trouve pas de globules de pus, mais des éléments sanguins et des granulations de diverses formes.

Les caillots produits après la mort n'offrent pas le même aspect;

ils sont noirs et cruoriques dans les parties déclives, blanc jaunâtres, au contraire, dans les points les plus élevés les concrétions tremblotantes, d'aspect gélatineux, sont tellement gorgées de liquide et friables que la pression des doigts suffit pour les écraser et les faire disparaître presque complètement.

Symptomatologie. — La thrombose cachectique des sinus ne se révèle pas d'ordinaire par des signes palpables ou extra-crâniens. Il est exceptionnel que l'on ait, comme M. Bouchut, l'occasion d'en faire le diagnostic à l'ophtalmoscope par la constatation de la thrombose des veines rétiniennes, parce que ce signe suppose l'envahissement des sinus caverneux, que l'on rencontre rarement dans cette forme. Nous en dirons autant de l'inégale distension des jugulaires internes, symptôme qu'a constaté Gerhard, et qui pourrait faire croire du côté de la veine la moins remplie à l'extension de l'obstruction au sinus latéral correspondant. Tous ces signes font défaut dans la grande majorité des cas, et alors, on est le plus souvent en présence de symptômes déterminés par une congestion cérébrale. Parmi les manifestations que l'on remarque, il y a une grande différence à établir entre celles que présentent les enfants et celles qu'offrent les adultes.

Chez les enfants, on voit naître les *convulsions*, chez les adultes, c'est le *délire*. M. Bouchut, qui a fait une étude approfondie des convulsions chez les enfants, énonce l'aphorisme suivant : « A la fin des maladies aiguës et dans le cours des maladies chroniques de l'enfance, une convulsion subite annonce une mort prochaine par obstruction cruorique et fibrineuse des sinus de la dure-mère. » Et, comme confirmation de ce qu'il avance, il donne la relation de 32 cas où des convulsions ultimes se manifestèrent chez des enfants dont la lésion des sinus fut ensuite constatée à l'autopsie ; mais dans trois cas, il a noté des convulsions ultimes, avec congestion cérébrale, sans thrombose des sinus. Il n'en est pas moins vrai que dans la plupart des cas cette sorte de loi pathologique doit-être prise en grande considération.

M. Bouchut formule cet autre aphorisme qui vise le pronostic des convulsions en général, et permet de faire une distinction entre celles qui précèdent et celles qui suivent les maladies des enfants :

« Chez les enfants, une convulsion initiale de maladie fébrile guérit toujours et annonce ou fièvre éruptive, ou phlegmasie, car elle ne dépend d'aucune lésion cérébrale, tandis que les convulsions ultimes des maladies annoncent une lésion mortelle du cerveau, des méninges et des sinus de la dure-mère. »

Les convulsions que l'on observe chez les enfants atteints d'obstruction des sinus, apparaissent subitement ; tout à coup un enfant dont l'organisme a été affaibli par une maladie antérieure, est pris de convulsions avec perte de l'intelligence et de la sensibilité.

M. Bouchut, dont nous résumons le tableau symptomatique des convulsions chez les enfants, dit qu'une fois Bienner a vu la mort subite sans accidents convulsifs. Les accidents, dans un cas, étaient localisés aux yeux et à la bouche, et étaient accompagnés de cyanose de la face ; dans deux autres ils occupaient l'un des côtés du corps. Chez un autre enfant, ils ont quitté le côté droit pour envahir le gauche. Mais les convulsions ne se cantonnent pas ainsi d'ordinaire, elles occupent la totalité du corps. Dans les 32 cas analysés par M. Bouchut, elles ont été générales, soit d'emblée, soit après avoir été partielles. Le plus souvent cloniques, il peut se faire qu'elles soient toniques avec de la contracture des extrémités ou du renversement de la tête en arrière comme dans l'opisthotonos. Une fois ces convulsions ont été accompagnées d'hémiplégie.

Presque toujours les yeux sont pris de mouvements convulsifs avec strabisme et déviation conjuguée des globes oculaires, sans que la direction puisse, comme chez les vieillards indiquer le côté de la lésion cérébrale.

Le coma et une perte d'intelligence à peu près absolue accompagnent toujours les convulsions finales des maladies chroniques. Le délire n'a pas été observé chez les jeunes enfants : « le petit enfant ne peut que convulsionner », écrit encore M. Bouchut. La sensibilité est fort émoussée, sinon abolie ; mais il y a habituellement conservation des réflexes.

La durée ordinaire des convulsions dues aux thromboses des sinus est de quelques heures à un ou deux jours, mais elle peut comprendre plusieurs semaines.

Enfin, un dernier caractère de ces convulsions, c'est leur caractère paroxystique et intermittent.

Dans l'observation que nous devons à M. le Prof. Grancher, nous constatons les principaux symptômes mis en relief par M. Bouchut. C'est une petite fille de 20 mois mais qui a eu la varicelle, il y a

9 mois, et qui depuis n'a pas cessé de tousser ; elle commence par éprouver de l'insomnie, de l'agitation et de la fièvre, qu'on peut mettre sur le compte de la poussée de broncho-pneumonie qu'elle vient d'avoir. Six jours après son entrée, apparaissent quelques convulsions avec cyanose, le lendemain, une nouvelle crise de convulsions toniques éclate et dure vingt minutes, les yeux sont convulsés en haut, la figure violacée et le coma fait suite à cet état de contracture tonique. Le jour suivant le coma persiste, et l'on remarque, avec la cyanose, de petits mouvements convulsifs de la face et des paupières, du mâchonnement, puis du strabisme interne ; les accès convulsifs se succèdent et sont séparés par des moments de calme, durant lesquels l'enfant reprend connaissance pendant quelques minutes. Enfin, l'accès mortel survient avec grimace de la bouche, convulsion des globes oculaires en haut et secousses cloniques dans les bras. Les complications cérébrales, si on en excepte l'insomnie et l'agitation du début, ont duré deux à trois jours et ont eu les caractères des convulsions ultimes.

Chez l'adulte, nous ne trouvons que les signes déterminés par la compression ou par la congestion du cerveau ; il est très difficile d'affirmer l'oblitération des sinus ; souvent le début est moins brusque que chez les enfants, et alors on assiste à une période, quelquefois longue, durant laquelle on n'observe guère que la céphalalgie, et l'abattement. Ce sont là les seuls signes que nous trouvons chez la jeune fille chlorotique de Tuckwell (obs. III) ; la paralysie du bras n'apparait que la veille de la mort, qui arrive dans le coma ; chez la deuxième malade de Tuckwell, c'est uniquement la recrudescence de la céphalalgie habituelle aux anémiques. Mais, malgré l'anémie générale de la malade de Corazza, on ne pourrait admettre dans ce cas l'anémie du cerveau, car les hallucinations, les vomissements, la céphalalgie violente survenus plus tard indiquaient plutôt une hyperhémie.

On pouvait bien penser à une hémorrhagie ou à une apoplexie méningée, à cause des symptômes de plus en plus accusés de compression cérébrale ; mais l'ictus apoplectique avait fait défaut. La céphalalgie intense localisée et les vomissements indiquaient une méningite ; mais les contractures, les crampes et la constipation manquaient. En faveur de la thrombose on avait une exophtalmie exagérée, que l'on expliquait facilement par la gêne de la circulation veineuse à l'intérieur du crâne ; mais ce symptôme perdait de sa valeur, à cause de l'existence dans d'autres parties du corps de l'œdème consécutif à l'anémie. Dans le cas de Corazza, on note de la céphalalgie, de l'agitation, du délire, un regard stupide, de la photophobie et des pertes de connaissance.

Les deux faits de Wiglesworth sont intéressants à rapprocher l'un de l'autre. Le premier n'offre rien de spécial par lui-même ; il s'agit d'une vieille démente qui succombe avec une thrombose des sinus. En dehors de l'influence dyscrasique, Wiglesworth fait intervenir comme cause déterminante l'inactivité, la faiblesse de la malade et l'affection du poumon, qui favorisaient toutes à la fois le ralentissement du sang et la stase du côté du cœur droit. Mais le point à mettre en parallèle avec le suivant, est la persistance, sans notable modification, des symptômes de la maladie mentale de cette vieille démente : tandis que l'obstruction des sinus aurait été cause et de la folie, et de la mort dans le second fait. Dans ce dernier cas, en effet, c'est une folie récente et aiguë dont l'évolution aboutit rapidement à une terminaison fatale, le 26e jour du début des accidents. Bien qu'il fût difficile de fixer l'âge du thrombus trouvé à l'autopsie, il est certain qu'il était ancien, et c'est ce qui doit faire penser, d'après Wiglesworth, que cette coagulation a été la cause de tous les troubles observés. Un autre point curieux à noter chez cette dernière malade, c'est que durant la vie on a observé du côté des bras cet état cireux des muscles que l'on remarque dans la catalepsie.

Les convulsions, si fréquentes chez les enfants, sont exceptionnelles chez l'adulte, et nous ne les trouvons pas signalées dans nos cinq observations. Le délire au contraire est la règle. On est arrivé depuis quelque temps à donner une explication de ces singulières différences symptomatiques que la même affection peut produire chez l'enfant et chez l'adulte.

Pourquoi donc les enfants ont-ils des convulsions ? Nous pouvons donner, à ce sujet, le résumé de la question, que nous avons entendu développer cette année, dans l'une des leçons cliniques de M. le Prof. Grancher, sur l'éclampsie infantile (1). M. Bouchut

(1) Si l'on coupe la tête à une grenouille, les réflexes sont exagérés. Le cerveau est donc modérateur de la moelle, modérateur de son pouvoir excitomoteur. En 1866, Simon of introduisit des aiguilles dans la région antéro-supérieure

en trouve la raison dans la sensibilité exquise de leur cerveau. Le moindre trouble extérieur suffirait pour l'impressionner et y produire des excitations motrices. A l'encontre de M. Bouchut tous les auteurs s'accordent à déclarer que le cerveau de l'enfant n'est pas formé, que les fonctions cérébrales n'existent pas chez l'enfant, et que les convulsions viennent de l'absence des centres psycho-moteurs ou modérateurs du pouvoir excito-moteur de la moelle.

Diagnostic. — D'après les exemples que nous venons de donner, nous constatons que le plus souvent la thrombose des sinus n'est pas diagnostiquée surtout chez les adultes. Il faudrait, pour la reconnaître, un ensemble de signes qui permît d'exclure les autres affections encéphaliques. Parfois, l'attention n'est même pas fixée du côté des fonctions cérébrales, et les symptômes observés, tels que la céphalalgie, l'asthénie, etc., sont attribués à l'état général. Quand les troubles cérébraux se manifestent, il est difficile de faire la part de l'obstruction des sinus. Si l'on pense en effet que la thrombose s'accompagne souvent d'hémorrhagies multiples et de ramollissement dont le siège est variable, on aura une idée de toutes les variétés de phénomènes que l'on pourra observer. Chez l'enfant, il

du cerveau, lesquelles permettaient de faire passer dans le cerveau soit un courant constant, soit un courant induit. Il trouva ainsi que le pouvoir réflexe était abaissé chaque fois qu'un courant était lancé dans la partie antéro-supérieure, tandis que l'excitation de la partie postérieure ne déterminait aucune modification du pouvoir réflexe. Il en conclut qu'il y avait des centres modérateurs des réflexes médullaires.

Plus tard, Fritsch et Hitzig, ont démontré que ces centres modérateurs étaient aussi psycho-moteurs, ces centres sont donc à la fois modérateurs et psychomoteurs.

Or, chez l'enfant les centres moteurs n'existent pas, leur excitation ne donne rien chez le chien nouveau-né (Sotteman). Il n'apparaissent chez le chien que vers le 10e jour. Ils sont d'abord diffus et ne se localisent que peu à peu à la région rolandique. Ils n'existent pas non plus à la naissance dans les ganglions cérébraux, corps striés, couches optiques ; leur ablation ne produit aucun trouble moteur. Toutefois les faisceaux moteurs existent dans la capsule interne; l'excitation de la capsule interne produit des mouvements.

En résumé, les centres psycho-moteurs et les ganglions réagissent sur la moelle et modèrent les réflexes chez les adultes. C'est leur absence chez l'enfant qui est la cause principale des convulsions. Comme cause accessoire, il faut y joindre le nervosisme.

est vrai, le diagnostic est rendu moins difficile parce que les complications sont plus rares, par suite de la rapidité de la maladie. Sa soudaineté et l'irrégularité de l'affection permettent le plus souvent d'éliminer la méningite tuberculeuse dans sa forme normale; mais ces caractères sont parfois insuffisants. Lorsque, avec les autres symptômes cérébraux, apparaîtront la cyanose de la face, les épistaxis, les thromboses rétiniennes, le diagnostic deviendra facile; mais il ne faut guère compter sur ces cas exceptionnels.

Pronostic. — *Le pronostic des thromboses marastiques* est des plus graves, mais nous pensons avec M. Bouchut, qu'il n'est pas toujours infailliblement mortel. Il n'est pas irrationnel de penser qu'une coagulation puisse subir un temps d'arrêt, et permettre le fonctionnement cérébral. Il pourrait cependant survenir, à la suite de l'obstruction de sinus, une hydrocéphalie à marche lente qui entraînerait la mort.

Traitement. — *Le traitement* d'une telle affection est jusqu'ici au-dessus des ressources de l'art : on n'a pas seulement à combattre l'état local, mais un état général des plus compromis. Le mieux sera d'appliquer quelques dérivatifs locaux, et de donner des toniques pour remonter les forces des malades.

Observation I

Par Rotch. In *Boston med.*, 1883, p. 474.

Thrombose du sinus droit.

Un enfant de six semaines entre à la Crèche le 16 janvier 1882. Parents bien portants. Mère morte de septicémie à la suite de l'accouchement de cet enfant. Élevé au biberon avec beaucoup de soin, il avait belle apparence à son entrée à l'hôpital. Il pesait 4,805 gr., poids au-dessus de la moyenne pour son âge. A l'hôpital, on lui donnait la nourriture ordinaire des enfants, consistant dans du lait coupé de moitié d'eau. Durant la première semaine, l'enfant se nourrissait bien et avait chaque jour trois garde-robes normales. Personne n'aurait dit qu'il était malade si on n'avait eu soin de le peser.

Voici le tableau de son poids depuis le 16 janvier jusqu'au 30, jour de sa mort.

Le 16 janvier	. . . .	4 805 gr.
18 —	. . . .	4 655
20 —	. . . .	4 630
23 —	. . . .	4 590
24 —	. . . .	4 425
26 —	matin	4 420
27 —	—	4 110
27 —	soir	3 925
28 —	—	3 945
30 —	—	3 735

Le 23, on augmentait la quantité du lait, le poids allant toujours en diminuant ; les jours suivants on ne lui donnait plus que de l'eau, qui d'ailleurs était rendue par le malade.

Le 26, on lui rendait le lait; deux vomissements.

Le 27. Une seule garde-robe liquide.

Le 28. Faciès altéré, faiblesse. On lui administre de l'eau-de-vie et on lui procure une bonne nourrice. Au commencement il prenait bien le sein, mais bientôt il le refusait au bout de quelques minutes.

Le Dr Haven et moi l'examinons attentivement vers huit heures du soir. T. 38°, R. 35 ; pas de toux, pupilles normales, fontanelles légèrement déprimées. Il ne semble pas y avoir de douleur, mais seulement de la faiblesse. Rien au cœur et à la poitrine par l'auscultation et la percussion. Foie et rate de volume normal. Rien à noter dans la bouche et la gorge.

Le 29. Selles jaunâtres normales, vomissements répétés chaque fois qu'on lui donne à boire.

Le soir, la poitrine parait bombée, les pupilles sont contractées ; contractions rythmées des bras et des pieds d'un côté d'abord, puis de l'autre côté, opisthotonos de la région supérieure de la colonne vertébrale ; tête et yeux tournés à droite ; pas de rigidité ni de paralysie dans les membres inférieurs ou supérieurs. La fontanelle n'est pas déprimée ; contractures rapides des paupières alternativement à droite et à gauche.

Le 30. 6 garde-robes liquides comme de l'eau.

Les contractions musculaires ont cessé, mais l'opisthotonos persiste jusqu'à la mort, qui survient à 6 heures du soir.

Autopsie, 15 heures après la mort. — Dure-mère normale ; dans le sinus droit et dans la partie voisine du sinus longitudinal on trouve un caillot dur, rouge, décoloré dans plusieurs points, se détachant facilement de la paroi du vaisseau. Sang légèrement coagulé dans les autres sinus.

Les vaisseaux de la pie-mère sont injectés, il y a un peu d'œdème du cerveau. En ouvrant les ventricules, on voit le plancher recouvert de nombreux caillots rougeâtres ; l'épendyme, infiltré et déchiré, et un liquide séreux dans leurs cavités.

Les veines du plexus choroïde sont remplies de sang noir et coagulé, qui se continue avec le sang contenu dans le sinus droit.

Injection légère des vaisseaux de la pie-mère rachidienne, quelques caillots noirs dans le cœur ; œdème pulmonaire. Les autres organes sont intacts. Le diagnostic anatomique est donc : thrombose du sinus droit, hémorrhagie intraventriculaire, ramollissement du plancher des ventricules, œdème pulmonaire.

Observation II (inédite)

Due à l'obligeance de M. le Prof. Grancher.

Broncho-pneumonie. — Eclampsie. — Mort. — Thrombose des sinus.

La nommée W. Amandine, âgée de vingt mois, entre le 20 décembre 1887 à l'hôpital des Enfants-Malades, salle Ste-Geneviève, lit n° 9, service de M. le Prof. Grancher.

Antécédents héréditaires. — Père mort d'accident, mère bien portante. Un autre enfant en bonne santé.

Antécédents personnels. — Née à terme, nourrie au sein jusqu'à 15 mois ; a marché à 11 mois. Varicelle à 11 mois ; depuis ce temps elle a toujours toussé.

Etat actuel. — L'enfant a de la fièvre, de l'insomnie, de l'agitation. Toux fréquente. La gorge est rouge. A l'auscultation, on perçoit des râles sibilants en arrière.

Traitement : vomitif.

Le 22. A droite, à l'auscultation, on entend des bouffées de râles fins. La respiration est obscure des deux côtés.

La gorge est rouge, la langue saburrale.

Traitement. — Vomitif et ventouses sèches

Le 23. Râles fins des deux côtés en arrière, surtout à gauche.

Le 27. L'enfant a eu dans la journée d'hier quelques convulsions avec cyanose. Les amygdales sont rouges. On entend toujours des râles fins.

Le 28. Hier à midi nouvelle crise convulsive, caractérisée par la persistance du spasme tonique pendant une durée de vingt minutes.

Les avant-bras sont rigides et en pronation, le pouce fléchi dans la paume de la main. La respiration est stertoreuse, les pupilles punctiformes, les globes oculaires convulsés en haut.

La figure est violacée, et l'on constate un œdème palpébral et conjonctival.

L'enfant passe de l'état de contracture tonique dans la résolution comateuse, sans transition.

Le soir, état comateux. La respiration est presque nulle.

On applique une sangsue à chaque apophyse mastoïde.

Ce matin l'enfant est dans un état semi-comateux. La face est moins cyanosée. On constate quelques petits mouvements convulsifs dans les muscles de la face et des paupières, un peu de mâchonnement. La dyspnée est modérée. La pneumonie est moins étendue ; respiration faible. On entend le murmure respiratoire mais il n'y a pas de souffle. Peu de râles.

Enveloppement dans l'ouate.

Après la visite l'enfant devient tout à coup violacée ; un nouvel accès convulsif se prépare. La face est grimaçante, une écume sanguinolente s'écoule de la bouche. Les muscles sont contracturés dans l'extension.

Au bout d'une à deux minutes la cyanose fait place à la pâleur, l'enfant reprend connaissance et tousse pendant quelques minutes pour chasser les mucosités qui ont pénétré dans le larynx. Les muscles sont devenus souples. Puis, au bout de trois à quatre minutes, les yeux s'ouvrent largement ; il existe un strabisme interne prononcé. Mouvements de déglutition et de mâchonnement. La respiration est dyspnéique ; rotation de la tête de gauche à droite.

Retour de la connaissance au bout d'une demi-minute, et nouvel accès de toux quinteuse occasionné par les mucosités des voies aeriennes.

Accès mortel. — Nouvel accès commençant par la grimace de la bouche ; convulsion des globes oculaires en haut ; secousses cloniques dans les bras. — Pâleur livide des joues avec cyanose des lèvres, du pourtour des oreilles et des conjonctives. — Écume sanguinolente de la bouche. — L'enfant cesse complètement de respirer, et l'on peut croire qu'elle va succomber immédiatement. La respiration se rétablit, et l'enfant, après quelques mouvements de contorsion et de balancements de la tête et du tronc, tombe dans un état comateux. — Bain chaud.

Mort une heure après.

AUTOPSIE. — Il existe une congestion cérébrale intense ; on remarque de l'œdème des méninges, mais il n'y a pas d'hémorrhagie méningée. Dans le sinus longitudinal supérieur existe un coagulum blanc jaunâtre de 10 à 15 centimètres de longueur, nullement adhérent aux parois du vaisseau. Ce coagulum est très friable. Dans le sinus latéral droit existe aussi un coagulum reproduisant la forme du vaisseau et celle du pressoir d'Hérophile.

Le poumon gauche présente de nombreux lobules isolément hépatisés — Le poumon droit est aussi congestionné avec de très nombreux lobules pris isolément.

Le cœur contracté ne contient pas de caillot, sauf dans l'oreillette droite. La rate n'est pas volumineuse, et ne présente pas de tubercules à la coupe. Les reins sont lobulés et difficiles à décortiquer. Poids, 40 gr. Le foie ne présente rien de particulier.

L'estomac cube 60 cent. c.

L'urine prise dans la vessie ne contenait pas d'albumine.

OBSERVATION III

Par H. TUCKWELL. In *Saint Barthol. Hos. Reports*, 1874, p. 33.

Thrombose des sinus cérébraux et des veines ; ramollissement œdémateux du cerveau avec extravasation sanguine, chez une fille chlorotique.

Elisa C., âgée de 16 ans, admise dans mon service à Radcliffe Infirmary le 20 avril 1871. Elle me dit qu'elle avait été obligée, il y a un mois, d'abandonner son service à cause de la faiblesse et de la gêne de la respiration qu'elle éprouvait ; elle avait eu des palpitations, de l'irrégularité de la menstruation. Deux semaines auparavant, la céphalalgie était survenue, et devenue si intense, durant la dernière semaine, qu'elle avait dû garder le lit. Pas d'attaque.

Chlorose bien marquée ; faciès sans expression ; abattement. Elles s'assied avec difficulté et hésitation, répond à toutes les questions, mais paraît ne pas aimer qu'on lui parle ou qu'on la touche. Douleur aiguë au-dessus des yeux. P. 80, régulier. Murmure systolique à la base du cœur, bruit veineux au cou. Rien de spécial ailleurs. Pas de paralysie.

Le 21. S'est assise hier après-midi dans une chaise, mais elle s'appuya d'une manière étrange, elle paraissait abattue. La main et le bras droits sont faibles et engourdis, elle ne peut pas lever sa main du lit, quoiqu'elle puisse plier le coude et remuer les doigts.

Céphalalgie intense et constante.

Le 22. Même état apathique. Céphalalgie et paralysie plus accentuées. Ce matin elle est dans le coma avec de l'écume à la bouche. Mort.

AUTOPSIE, 24 heures après la mort. — La dure-mère de l'hémisphère droit est de couleur noire. Obstruction du sinus longitudinal dans sa moitié postérieure par un caillot ancien pâle et consistant.

Les veines cérébrales, à la surface de la partie moyenne et postérieure de l'hémisphère droit, étaient partout obstruées par des caillots noirs et fermes. En enlevant le cerveau, on trouva du sang dans les fosses cérébrales moyenne et postérieure droite, s'étendant jusqu'au canal de la moelle.

Les deux sinus latéraux étaient obstrués par des caillots fermes et pâles : celui du côté droit commençait à se ramollir et à se segmenter. Les veines étaient également obstruées à leur abouchement dans les sinus.

Le pont de Varole et la moelle étaient entourés par un caillot récent.

A l'hémisphère droit, la seule partie saine était le lobe cérébral antérieur ; les lobes moyen et postérieur étaient convertis en une masse molle, humide, pulpeuse et diffluente, de couleur rouge foncé, et au milieu de laquelle se trouvait un caillot gros comme une noisette. Le ventricule latéral était complètement désorganisé et contenait des caillots ramollis ; la couche optique, ramollie à sa surface ; le corps strié, en partie détruit.

L'hémisphère gauche est un peu plus mou à sa partie postérieure qu'à l'état normal. Sang liquide dans le ventricule latéral. Couche optique, corps strié très mous. Septum lucidum presque détruit.

Pas de lésion des os du crâne ; pas trace d'inflammation ni à l'intérieur ni au pourtour des sinus. Artères cérébrales normales. L'examen microscopique montre des fibres brisées, de la matière granuleuse et des globules sanguins. Nulle part aucun caractère de tissu anormal, cellulaire ou autre.

Observation IV

Par H. Tuckwell. In *St Barth. Hos. Reports*, 1874, p. 35.

Thrombose des sinus cérébraux avec apoplexie des couches optiques à la suite d'une anémie.

Elisa S., âgée de 20 ans, entre à l'hôpital dans le service de M. Jeaffrsen, le 29 mars 1865. Elle se portait toujours bien jusqu'à il y a un an, quand, sans cause, les règles cessèrent et les symptômes de l'anémie se déclarèrent. Elle est faible et anémique; œdème des articulations, douleurs dans le côté gauche, bruit anémique dans le cou, etc., céphalalgie légère qui était localisée d'abord à la région frontale et qui augmentait tellement d'intensité que la malade ne pouvait pas dormir toute la nuit du 3 avril.

4 avril. Vomissements répétés, délire la nuit.

Le 5. Insensibilité, état comateux.

P. 90-120, légèrement irrégulier. Mort le lendemain matin.

Autopsie. — Circonvolutions un peu aplaties surtout à droite avec empreintes des fibres de la dure-mère. La substance du cerveau est un peu molle et œdématiée.

Dans le lobe postérieur de chaque hémisphère, à un demi-centimètre de la surface, la substance blanche présente des caillots gros comme un pois. Quantité considérable de liquide sanguinolent dans les deux ventricules latéraux. Dans le ventricule droit, il y a des caillots situés sur la surface du corps strié et des couches optiques. Le septum lucidum est entier, un peu ramolli. Les couches optiques, très saillantes, paraissent œdémateuses à la section et sont remplies surtout à droite, de nombreux caillots.

Les veines du plexus choroïde et les veines de Galien sont distendues par des caillots durs, fibrineux, en parties jaunâtres.

Ces caillots s'étendent dans le sinus droit et à un centimètre dans l'intérieur des sinus latéraux, un peu plus loin à droite qu'à gauche; seulement ils n'obstruent pas complètement les sinus latéraux comme ils le font pour le sinus droit et les petites veines. Le plus ancien coagulum semble se trouver au point de jonction du sinus droit et des sinus latéraux; il est ici de couleur foncée et un peu ramolli. Sang fluide dans les autres sinus; pas de lésions des artères cérébrales.

Pas de tubercules dans les viscères. Quelques caillots anciens dans les branches de l'artère pulmonaire.

Ecchymoses sous l'endocarde du ventricule gauche.

Trois invaginations récentes dans l'intestin grêle.

Observation V

Par J. Wiglesworth. In *Mentale science*, 1885, p. 371.

Démence aiguë et thrombose des sinus.

Suzanne D., âgée de 33 ans, est admise à l'asile de Rainhill, le 13 décembre 1884.

Antécédents. — Pas de tare héréditaire à part l'épilepsie chez une tante. La patiente dirigeait une maison de tolérance, mais cependant elle aurait la réputation d'avoir été toujours modérée et tempérante. Son affection a débuté il y a une quinzaine de jours et était considérée comme résultant de peines morales.

La malade devint comme hébétée, elle restait assise sans parler et ne pouvait trouver aucune réponse aux questions qu'on lui posait ; parfois cependant elle voulait s'élancer de son siège et criait un peu.

État à son entrée. — C'était une femme petite, d'apparence faible, paraissant plus vieille que l'indiquait son âge. Ses organes paraissaient sains. Elle fut très agitée et très remuante la nuit de son admission ; on dut la faire coucher dans une chambre voisine, mais elle se tint hors du lit toute la nuit ; le matin on la trouve nue et sa chambre était très sale.

Ce matin 14 décembre on ne peut lui arracher aucune réponse, elle garda un silence obstiné, résista fortement à tous les efforts que je fis pour l'examiner, en se cachant la tête sous son oreiller et tenant les bras raides. Toutefois elle était plus sensible qu'on ne le supposa au premier abord, car peu de temps après elle devint un peu plus communicative, et répondit à quelques questions, mais d'une manière irrationnelle. La nuit suivante elle fit beaucoup de bruit, et ne resta pas couchée.

Le lendemain, au milieu d'une grande agitation, elle allait de côté et d'autre, sans aucun but, balbutiait quelques mots qu'on ne pouvait comprendre.

Le matin du 17, on nous apprit qu'elle avait mieux dormi que durant les deux nuits précédentes, cependant durant le jour son agitation continua, se roulant et se couchant sur le pavé. Lorsqu'on l'habillait ou la déshabillait, elle faisait beaucoup de résistance, tout en gardant le silence; elle avait l'air toutefois de comprendre ce qu'on lui disait, car, lui ayant demandé comment elle était elle me répondit « mieux » ; c'est tout ce que je pus tirer d'elle.

Elle devint graduellement de plus en plus hébétée et le 20 décembre elle ne répondait plus du tout à aucune question. Assise dans une chaise, elle rejetait la tête en arrière ; elle gardait pendant un certain temps ses aliments dans la bouche avant de les avaler, et si l'on mettait ses bras en l'air, ils gardaient pendant un certain temps la position donnée.

Le matin du 22, elle avait l'air déprimé et malade, son pouls était très faible, on la mit au lit ; des symptômes de pneumonie se déclarèrent à la base du poumon gauche, et l'état de prostration de la malade s'accrut rapidement. Elle tomba alors dans un état alarmant, résistant à tout ce qu'on voulait faire pour elle. Elle poussait souvent une sorte de gémissement comme si elle eût ressenti beaucoup de douleur, et ce cri faisait peine à entendre. Elle devint gâteuse et prit très peu de nourriture. Elle mourut le 25 décembre (12 jours après son entrée, 26 jours après le début supposé de la maladie).

Autopsie. — Os durs, dure-mère très adhérente; léger excès de liquide sous la dure-mère. Les sinus cérébraux, longitudinaux et latéraux étaient remplis par un caillot assez ferme, formé avant la mort, décoloré en certains endroits; il était adhérent partout aux parois des sinus. Les caillots s'étendaient jusqu'à l'entrée des deux jugulaires, mais plus loin on en perdait la trace. Thromboses oblitérantes des veines principales de la surface du cerveau et des veines tributaires du sinus longitudinal supérieur. Oreilles moyennes saines ; pas d'affection osseuse du crâne. Pas d'épaississement, ni d'adhérence de l'arachnoïde et de la pie-mère qui étaient très injectées. Liquide sous arachnoïdien un peu augmenté. Les circonvolutions sont légèrement intéressées aux régions frontales et à la partie supérieure du sillon de Rolando ; il y avait même en ce point et de chaque côté une dépression manifeste.

Points sanguins nombreux dans l'écorce qui était d'épaisseur normale mais de coloration noire. Bonne consistance du cerveau, pas de dilatation des ventricules latéraux. Les ganglions de la base, le cervelet, le pont de Varole étaient sains ainsi que les vaisseaux de la base. Le cerveau pesait 1307 gr.

La moitié inférieure du lobe inférieur du poumon gauche était solidifié ; rien de particulier dans les autres organes thoraciques et abdominaux.

Observation VI

Par J. Wiglesworth

Thrombose des sinus crâniens chez une femme atteinte de manie chronique.

Jeanne L..., 57 ans, internée à l'asile de Rainhill depuis 32 ans, était affectée de manie chronique avec démence. Trois semaines avant sa mort elle avait souffert de diarrhée et de bronchite; cette bronchite finit par aboutir à la broncho-pneumonie et parait la cause immédiate de sa mort qui eut lieu le 9 mai 1883. Deux jours avant sa mort il s'était développé une inflammation à la région parotidienne gauche. Durant cette maladie on ne remarqua aucune modification des symptômes de sa maladie mentale observée depuis tant d'années.

Autopsie, 24 heures après sa mort.

Crâne. — Calotte molle et épaisse; dure-mère un peu plus adhérente qu'à l'état normal; à la surface interne de la dure-mère liquide épais, gélatineux et rouge que l'on pourrait enlever en entier. Le sinus longitudinal était rempli dans toute sa longueur d'un thrombus organisé, de quelque durée; ce thrombus était fibrineux, décoloré, adhérent aux parois du sinus et quelque peu friable en certains endroits. Il s'étendait jusqu'aux sinus latéraux qu'il abordait, atteignant le trou jugulaire du côté gauche mais non du côté droit. A droite ce thrombus n'emplissait pas toute la cavité des vaisseaux; le thrombus pénétrait jusqu'au sinus pétreux, et se trouvait aussi dans les larges veines qui se ramifient sur l'écorce et qui se déversent dans le sinus longitudinal.

Arachnoïde opaque et épaissie; pie-mère épaissie enlevée avec facilité, augmentation de liquide sous-arachnoïdien.

La surface de l'écorce du lobe pariétal postérieur gauche était recouverte d'une plaque circulaire d'hémorrhagie punctiforme.

Les bords de la plaque étaient très bien limités par un anneau hémorrhagique; une plaque semblable, mais plus petite existait sur l'écorce au centre de la circonvolution centrale postérieure.

La section du cerveau permit de voir que ces hémorrhagies punctiformes s'étendaient à travers l'écorce jusqu'à la substance blanche à une faible distance ; ailleurs l'écorce était pâle, un peu amincie et recouverte de stries indistinctes.

Cerveau ramolli mais cependant encore d'une consistance passable ; ventricules un peu dilatés.

Aucune autre lésion sur le crâne.

Le poumon gauche cirrhotique était traversé en plusieurs endroits de bandes fibreuses. Le poumon droit présentait à son lobe inférieur des plaques nombreuses d'hépatisation.

Le cœur et les viscères abdominaux ne présentaient rien de remarquable.

La glande parotide gauche était infiltrée de pus, et une petite veine qui la traversait était obstruée par un thrombus, mais la veine jugulaire interne était parfaitement normale, de manière que, en admettant que l'affection de la glande put avoir eu quelque rapport avec celle des sinus cérébraux, cette affection était métastasique et par conséquent d'origine secondaire.

Observation VII

Par Luigi Corazza. In *Schmidt's Jahr.*, 1866, p. 324.

Thrombose du sinus longitudinal; exophtalmie; épanchement sanguin sub-arachnoïdien.

Une femme de 42 ans, bien portante, à part une pleurésie, misérable mère de onze enfants, était habituée à se faire saigner pour le plus petit dérangement (environ cent fois dans sa vie). Elle entre à l'hôpital le 20 octobre 1865.

Elle était enceinte de neuf mois, et, depuis 25 jours, se plaignait de diarrhée jaunâtre, liquide, d'anorexie, météorisme, ténesme et érythème périnéal. Peau jaunâtre, muqueuses pâles. Le visage, le tronc et les extrémités sont œdématiés ; souffle systolique au cœur indiquant l'anémie ; urines normales. On diagnostique anémie simple avec catarrhe intestinal.

Au bout de cinq jours elle accouche heureusement d'une petite fille. Le lendemain frisson et fièvre violente, céphalalgie, délire.

Le 9. Le délire cesse ; yeux presque toujours fermés, regard stupide, pupilles un peu rétrécies, photophobie ; fièvre violente, P. 128. R. 30. Diarrhée persistante ; perte de connaissance.

Le lendemain, recrudescence de la fièvre beaucoup plus violente que dans ce que l'on appelle fièvre de lait. Quinine, saignée locale, glace.

Dans la nuit, les symptômes locaux du côté du cerveau s'accentuent; excitation plus grande à la lumière et au bruit, chaleur au visage et au front, céphalalgie violente dans la région du vertex, avec irradiation vers le front et l'occiput; délire, soif ardente et agitation.

Le front est brûlant, les yeux saillants; la photophobie diminue un peu, les pupilles se dilatent, le regard est stupide, la conjonctive injectée. La sécrétion lactée ne se produit pas; la rate est un peu augmentée. On sent l'utérus un peu au-dessus de la symphyse; lochies normales; l'urine évacuée involontairement est d'aspect fébrile, mais normale. Vomissements verdâtres répétés, même œdème; il n'y avait ni crampes, ni paralysie, ni anesthésie.

Le diagnostic est douteux, on peut exclure l'endométrite puerpérale et la fièvre puerpérale, mais les symptômes indiquent une affection cérébrale.

Dans la suite, apparurent l'apathie, la léthargie, perte complète de connaissance et anesthésie. L'exophthalmie augmente rapidement, de sorte que les yeux ne peuvent être fermés complètement; il se forme un chémosis prononcé de la conjonctive et une phlyctène rougeâtre de la grosseur d'un pois, au pourtour de la cornée (périkératique); pupilles dilatées insensibles à la lumière, céphalalgie persistante, déglutition impossible pour les solides, langue sèche, tremblotante; foie et rate hypertrophiés, frissons multipliés, pouls petit, respiration précipitée, dépression cérébrale. Mort le 21 octobre.

Autopsie.— La calotte crânienne et la dure-mère sont injectées, à part cela normales. Le sinus longitudinal supérieur était complètement rempli par un caillot depuis le trou borgne jusqu'au pressoir d'Hérophile. Le caillot s'étendait dans le sinus latéral droit et dans les branches des veines supérieures du cerveau et des méninges qui se jettent des deux côtés dans ce sinus. Ce caillot était non adhérent aux parois. Après ablation de la dure-mère on découvre les veines du cerveau et des méninges dilatées, bleues livides, sinueuses, distendues, dures comme un cordon solide, et complètement remplies par des caillots jusque dans les branches les plus petites.

Le caillot était jaunâtre, peu élastique, sec, sans stratification, de coloration et de constitution égale partout, au centre il était un peu plus pâle et plus mou; au microscope on le voit composé de fibrine avec quelques globules sanguins blancs et rouges; à l'intérieur il n'était constitué que par des masses de détritus. Les parois des vaisseaux étaient normales. Les autres sinus étaient remplis de sang liquide ou coagulé en partie; les artères méningées également remplies de sang. Sous l'arachnoïde se trouve une couche étendue de sang extravasé, qui s'étend des deux côtés du sinus longitudinal en forme de feuille de châtaignier (le sinus représentant la nervure médiane de la feuille) et s'étendant de chaque côté jusqu'au corps calleux; l'arachnoïde parait déchirée à certains endroits, et le caillet sanguin est en contact immédiat avec la dure-mère; à certains endroits le sang s'était épanché dans le sinus de la pie-mère entre les circonvolutions cérébrales; au milieu, près du sinus l'épanchement sanguin avait l'épaisseur d'une pièce de 5 francs et il allait s'amincissant sur les bords. Les circonvolutions cérébrales étaient un peu aplaties, la substance grise était molle, rougeâtre après lavage du sang.

La substance blanche était aussi fortement injectée, œdématiée, les ventricules remplis d'une sérosité limpide. Artères du cerveau non athéromateuses, tissu cellulaire de l'orbite infiltré d'un liquide séro-sanguin.

DEUXIÈME PARTIE

THROMBOSES INFLAMMATOIRES DES SINUS DE LA DURE-MÈRE

Les thromboses inflammatoires se distinguent de toutes les autres par leur rareté relative et par la diversité des affections sous l'influence desquelles elles se produisent, et dont elles constituent l'une des plus terribles complications.

ÉTIOLOGIE

Contrairement aux thromboses cachectiques des sinus, elles se rencontrent surtout chez les adultes. Elles sont rares chez les vieillards, et tout à fait exceptionnelles chez les enfants. MM. Brouardel et A. Robin, il est vrai, en ont signalé plusieurs cas survenus chez des enfants, mais seulement à la suite de caries du rocher; encore le plus souvent l'oblitération des sinus était-elle unie à la méningite ou à l'abcès du cerveau. Nous-même n'avons trouvé parmi les observations publiées dans ces dernières années que les cinq faits qui appartiennent à Pearson, Jordan Lloyd, Reimer, P. Simon et Colombe. Celui de ce dernier n'a pas été contrôlé par la nécropsie; quant aux autres, ils ont été observés chez des enfants de 5 ans, 9 ans et 10 ans. Il s'agit dans le premier cas d'une nécrose aiguë de l'os frontal, dans le second, d'un traumatisme du crâne; dans le troisième, d'une pharyngite dont l'inflammation se propagea au sinus latéral, au sinus caverneux et à la veine ophthalmique droite.

Le cas de M. P. Simon, de Nancy, présente ceci de particulier qu'il était isolé de toute autre complication intra-crânienne.

Le petit malade de M. Colombe, de Lisieux, âgé de 10 ans, succomba probablement à une phlébite des sinus résultant d'une périostite alvéolaire suppurée propagée aux veines faciales.

En dehors de l'âge, qui acquiert une certaine importance dans l'étiologie de l'affection, il faut encore considérer certaines causes générales prédisposantes et des causes accidentelles déterminantes.

Les premières, principalement la tuberculose, la scrofule, la syphilis, jouent un rôle que l'on ne saurait nier. Si l'on considère, par exemple, le nombre relativement considérable de thromboses des sinus développées à la suite des ostéites tuberculeuses du temporal, on reconnaîtra facilement l'influence considérable du bacille de Koch. La syphillis (cas de M. Duplay), l'alcoolisme préparent également bien le terrain où se développera plus tard la lésion des sinus, et feront qu'une plaie restée limitée et insignifiante dans un organisme sain, pourra prendre une extension en dehors de toute prévision ou acquérir les caractères de la plus grande malignité. Ceci est surtout remarquable chez les glycosuriques et les albuminuriques, qui sont particulièrement sujets aux furoncles et à l'anthrax.

Mais, il faut bien le dire, l'état général, la question de terrain, qui a une si grande importance dans l'histoire des thromboses cachectiques, semble ici reléguée parfois au second plan. Très souvent, en effet, la maladie éclate sans que l'état général paraisse troublé antérieurement par une diathèse ou une intoxication quelconque. Dans beaucoup d'observations on a soin de faire remarquer que le sujet était jeune, robuste, sans antécédents morbides et dans ces cas, il faut admettre une infection locale se traduisant bientôt par un état général des plus graves, une sorte d'empoisonnement aigu ou subaigu. Quelquefois frissons, fièvre intense, vomissements, rien n'y manque. Et ce serait ici le cas de faire intervenir la théorie microbienne, qui rend si bien compte de la production de la thrombose inflammatoire. Il est le plus souvent facile de saisir la porte d'entrée par où ont pénétré les agents infectieux : ce sera une ulcération de la face (cas de Doyen), une petite plaie du cuir chevelu, un furoncle, surtout s'il siège aux paupières, aux lèvres, et en particulier à la lèvre supérieure, ou bien un érysipèle qui prendra son point de départ au niveau d'une excoriation passée inaperçue.

Les affections locales paraissent donc tenir une place considérable dans la pathogénie de la thrombose inflammatoire et méritent toute l'attention du clinicien. Elles peuvent être rangées en deux classes principales :

A. *Lésions traumatiques du crâne.*

B. *Lésions spontanées ou inflammatoires des parties molles ou du tissu osseux de la tête, de la face ou du cou.*

Les *lésions traumatiques* qui servent de causes occasionnelles à la maladie, portent surtout sur le crâne (cas de Pitha, Blandin, Hulke, Jordan Lloyd, Th. Dowse), mais elles se rencontrent aussi sur divers points de la face et du cou. Il faut citer également les interventions chirurgicales qui intéressent les gros troncs veineux comme la jugulaire interne (cas de Grenet), et les opérations qui, n'étant pas faites avec les soins antiseptiques suffisants, amènent l'introduction d'agents infectieux dans les tissus de la face ou du crâne (cas de Zawadzki).

Les *lésions pathologiques* qui siègent dans *les cavités de la face* ou à leur voisinage, ont une grande importance au point de vue de la pathogénie de la thrombose des sinus; du côté de l'*orbite*, nous notons les furoncles ou l'anthrax périorbitaire, le phlegmon et l'érysipèle orbitaire, les lésions des parois osseuses de cette cavité ; du côté des *fosses nasales*, à l'extérieur le furoncle, à l'intérieur les ulcérations, les tumeurs (obs. de M. Duplay, de Leber, de Thibault), ou une inflammation de la muqueuse pituitaire (obs. de James Russell) ; du côté de la *bouche*, le furoncle et l'anthrax des lèvres, le phlegmon de la joue, la périostite alvéolo-dentaire, l'épulis; plus profondément les inflammations de l'*amygdale*, les abcès du *pharynx ;* du côté de l'*oreille* les inflammations de la caisse, des cellules mastoïdiennes, les caries du rocher, etc...

Nous pourrions donner une énumération plus complète des diverses affections qui servent de point de départ à la thrombose inflammatoire ou thrombo-phlébite des sinus, mais nous préférons reprendre cette question d'une façon plus détaillée lorsque nous aborderons chaque groupe en particulier. Nous nous proposons en effet de décrire la pathologie générale de cette variété de thrombose des sinus, en parcourant successivement les diverses zones ou régions du crâne et de la face, et en donnant les tableaux différents des manifestations qui précèdent ou accompagnent la formation de cette complication intra-crânienne.

Il resterait à mentionner la cause des thromboses qui résultent d'une compression s'exerçant sur un point quelconque du système veineux compris entre la tête et le cœur. Dans le crâne c'est un cholestéatome du temporal qui comprime le sinus latéral (cas de Katz), c'est une tumeur sarcomateuse du lobe cérébral ant., qui amène une oblitération des sinus caverneux, ou c'est un anévrysme de la carotide ; sur le trajet de la jugulaire int., c'est une hypertrophie de la glande thyroïde, une tumeur néoplasique ou un foyer tuberculeux ; ou bien c'est une tumeur qui comprime le tronc brachio-céphalique.

ANATOMIE PATHOLOGIQUE
DE LA THROMBOSE INFLAMMATOIRE

La thrombose inflammatoire est aussi appelée *thrombo-phlébite*, parce qu'elle présuppose toujours une inflammation de la paroi du canal veineux. Dans tout examen *post mortem*, il nous faut donc considérer dans le sinus thrombosé deux sortes de lésions, l'altération des parois de ce vaisseau d'une part, et la modification de son contenu d'autre part. Comme l'affection est toujours *secondaire* il faut de plus rechercher soit au voisinage, soit à distance du sinus intéressé, la lésion *primitive* qui a servi de point de départ à cette complication. Non content de connaître l'origine de la thrombose et les lésions préexistantes, on doit encore tenir compte des complications contemporaines ou consécutives, et d'abord des complications de voisinage, telles que l'ostéite, la pachyméningite, la méningo-encéphalite, l'hémorrhagie et plus particulièrement le ramollissement et l'abcès cérébral. Restent enfin à examiner les lésions viscérales ou autres, qui siègent plus ou moins loin du foyer encéphalique, et qui ne sont habituellement que secondaires et sous la dépendance de l'infection purulente. C'est dans cet ordre de faits pathologiques que nous entreprenons l'étude anatomique de la question, nous réservant toutefois de décrire plus particulièrement les affections périphériques primitives lorsque nous aborderons les régions dont les maladies peuvent produire la thrombose inflammatoire des sinus.

Lorsque l'on fait la nécropsie d'un sujet mort de thrombose inflammatoire des sinus de la dure-mère, l'attention est ordinairement attirée du côté de la partie thrombosée, soit par l'injection vasculaire de la région, soit par des traînées d'exsudat déposées sur la dure-mère, soit enfin par la turgescence du sinus lui-même ou des veines voisines. Cependant la réplétion et la dureté du sinus oblitéré sont moins constantes que dans la thrombose cachectique, parce que souvent le coagulum a subi la fonte purulente. A l'incision du sinus, on trouve habituellement une sorte de putrilage ou bien un mélange de pus, de fibrine, et parfois de fausses membranes. Le caractère propre de la thrombose inflammatoire est, en effet, d'aboutir à la transformation purulente au lieu d'arriver à l'organisation ou à la résorption du caillot. Cette désagrégation résulte de la présence d'agents microbiens qui lui imprime un cachet spécial de virulence et de gravité. On ne rencontre guère de coagulum sanguin que lorsque l'affection a eu une marche très rapide et que, par conséquent, la transformation purulente du caillot n'a pas eu le temps de se produire. Quelle que soit du reste la nature du contenu, ce dernier adhère toujours à la paroi du sinus et lui est parfois intimement uni. Les adhérences ainsi formées impliquent la nécessité d'une altération des parois vasculaires. Il y a, en effet, desquamation de l'épithélium, ramollissement ou épaississement, quelquefois destruction complète en un point donné de la paroi du sinus veineux. Mais l'ouverture qui en résulte est souvent comblée par un caillot, de sorte que l'hémorrhagie peut ainsi être conjurée. Pour que ces perforations des sinus se produisent il faut admettre l'existence d'une affection voisine agissant directement sur leurs parois pendant un temps assez notable. Aussi les rencontre-t-on quelquefois au sinus latéral qui se trouve juxtaposé à l'os temporal, le siège par excellence des affections chroniques des os du crâne. Du côté des autres sinus et en particulier des sinus caverneux de pareilles lésions doivent être très rares et nous n'en avons pas rencontré d'exemple. Quant au siège, l'obstruction des sinus se rencontre au point même où ont agi les différentes causes des lésions vasculaires.

Lorsque l'inflammation d'un sinus a pris de l'extension elle est mal répartie quoique souvent continue et occupe irrégulièrement tel ou tel sinus de l'un ou de l'autre côté. Ce désordre dans l'envahissement des sinus par la thrombose inflammatoire est tellement caractéristique qu'il permet à lui seul de porter le diagnostic de la variété de thrombose devant laquelle on se trouve. Von Dusch, à ce propos, a posé les conclusions suivantes : « Les thromboses *secondaires* (c'est-à-dire celles qui sont causées par les foyers inflammatoires, par la compression et par les corps étrangers) prennent principalement les sinus pairs et ceux-là d'abord qui sont le plus près de la lésion. Les thromboses *primitives* (cachectiques) se montrent principalement dans les sinus impairs, surtout dans le sinus longitudinal supérieur, parce que le courant sanguin y est le plus ralenti. » Ainsi, la régularité du siège dans cette seconde classe de thromboses contraste singulièrement avec la variété et l'asymétrie de la première, c'est-à-dire de la thrombose inflammatoire.

A côté des sinus enflammés et oblitérés nous trouvons souvent des lésions de voisinage, l'ostéite, la pachyméningite, la méningite, l'encéphalite. Ce sont là des affections qui n'ont servi qu'à propager le processus inflammatoire jusqu'aux sinus, ou au contraire ont succédé à la lésion de ces vaisseaux. Dans son cas, Knapp ne trouvant pas d'autre cause que la méningite pour expliquer la thrombose, pense qu'elle a dû être primitive, mais nous pensons que cette origine est d'une grande rareté. Quelle que soit leur date d'apparition, ces altérations des méninges siègent la plupart du temps du côté des sinus atteints et par suite plus particulièrement à la base du crâne. La méningite de la base est en effet notée dans un très grand nombre d'observations. Il n'est pas rare de voir se joindre à la congestion et aux exsudats des méninges de véritables infiltrations purulentes, du côté de la fosse sphénoïdale par exemple (Zawadzi, Boiteux, Vigla, etc.). Les complications cérébrales les plus communes sont sans contredit le ramollissement cérébral et l'abcès du cerveau (Boiteux, Coupland); dans l'observation de MM. Piéchaud et Suss, nous voyons un abcès cérébral qui est venu s'ouvrir dans le troisième ventricule.

Si l'hémorrhagie cérébrale est fréquente dans la thrombose cachectique elle est très rare dans la thrombose inflammatoire. Dans cette dernière forme, la lésion, suivant la remarque de Von Dusch, ne se produit pas d'emblée, il s'écoule un temps suffisant pour que la circulation collatérale s'effectue, tandis que dans la thrombose marastique il se forme une sorte de coagulation en masse dans le sinus longitudinal, ce qui amène souvent une obstruction brusque et complète. Lorsque l'on trouve comme dans les faits de Jordan Lloyd, de Dowse des extravasations sanguines, on peut le plus souvent accuser l'action traumatique portant sur le crâne. Nous croyons par exemple que chez le malade de Dowse, l'hémorrhagie constatée dans le lobe antérieur de l'hémisphère droit a été consécutive à la contusion que cette partie a dû subir par contre-coup dans la chute sur l'occipital. M. Coupland a noté des hémorrhagies cérébrales dans l'une de ses observations (XXXV), mais comme la cause des thromboses observées n'a pu être reconnue, on n'en peut tirer aucune déduction précise pour l'explication de ces épanchements sanguins. Toutefois, dans ce cas particulier la thrombose occupait un grand nombre des sinus crâniens et paraissait s'être développée si rapidement que M. Coupland se demandait, sans y ajouter grande importance du reste, s'il ne fallait pas incriminer la cachexie résultant d'une affection chronique de Bright. En revanche les exsudations et sérosités se trouvent assez souvent dans les ventricules latéraux et dans les cavités arachnoïdales.

De la cavité crânienne les affections des sinus peuvent retentir plus ou moins loin, soit au voisinage par continuité des réseaux veineux, soit à distance par l'intermédiaire du sang. L'inflammation des sinus prenant une marche centrifuge peut quelquefois gagner secondairement les veines ophthalmiques, de sorte que l'œdème conjonctival qui apparaît dans ce cas comme premier symptôme de l'obstruction veineuse du côté de l'orbite n'est que l'expression extérieure de troubles plus graves qui se passent à l'intérieur du crâne. L'observation de Pitha rapportée par Knapp en est un exemple frappant.

Elle se rapporte à un hussard qui reçut plusieurs coups de sabre à la base de l'apophyse mastoïde gauche; au 45e jour, il y eut exophthalmie et chémosis de l'œil droit, le lendemain mêmes symptômes du côté de l'œil gauche. L'autopsie révéla l'existence de caillots non interrompus s'étendant dans les sinus latéral, pétreux et caverneux du côté gauche pour gagner le sinus circulaire, pénétrer dans le sinus caverneux droit et se terminer dans les veines ophtalmiques. On constata de plus la transformation purulente des thromboses des sinus gauches ce qui indiquait leur ancienneté par rapport à celles du côté droit et des veines ophthalmiques qui étaient manifestement de formation récente. Indépendamment de cet exemple de la marche rétrograde de la thrombose des sinus sur les veines orbitaires, nous rapportons encore un cas de Reimer où on observa une oblitération complète partie du sinus latéral droit et aboutissant dans la veine ophthalmique correspondante. M. Grenet, dans sa thèse, cite le cas de Stannius dans lequel on trouva un caillot allant directement du sinus latéral à la veine ophthalmique. D'une façon générale, on peut dire que les thromboses du sinus latéral qui résultent souvent d'une affection de l'os temporal comme dans les cas de Ogle peuvent également amener secondairement une thrombo-phlébite des veines ophthalmiques. Mais il faut bien remarquer que ces faits sont exceptionnels et que dans la très grande majorité des cas, la thrombose des veines ophthalmiques suit d'ordinaire une marche inverse, attaque d'abord ces veines et celles-ci livrent passage aux agents infectieux qui gagnent ensuite l'intérieur du sinus. Nous aurons l'occasion de revenir sur ce point particulier. Dans quelques cas, la marche des lésions observées du côté de l'orbite paraît complexe, et l'on peut admettre à la fois une action venant directement de l'extérieur et une autre passant d'abord par l'intérieur du crâne. C'est ce que l'on constate dans l'observation de Blandin. Le pus formé au niveau de la face externe du pariétal infiltrait le cuir chevelu et avait gagné l'épaisseur de la paupière et le fond de l'orbite d'avant en arrière, mais d'un autre côté, le pus observé dans les veines diploïques, les veines émissaires de Santorini et l'épaississement de la dure-mère au niveau de la plaie du crâne, peuvent faire admettre des poussées inflammatoires produites au contraire d'arrière en avant jusque dans les veines ophthalmiques Nous ne voulons pas insister ici sur la propagation des différentes phlegmasies périphériques à l'intérieur de l'orbite et de la cavité crânienne. Pour terminer ce qui a trait aux lésions de l'orbite survenues secondairement à la thrombose des sinus, nous ferons remarquer qu'au lieu d'une thrombose d'ailleurs très rare, on peut constater l'intégrité des veines ophthalmiques et ne trouver dans l'orbite pour expliquer l'exophthalmie qu'une infiltration séreuse du tissu rétro-oculaire résultant de l'obstruction des sinus caverneux (Knapp, Jordan, Lloyd, Corazza). Quant aux abcès que l'on découvre quelquefois dans l'orbite il est difficile de les attribuer à la thrombose des sinus parce que cette affection est souvent accompagnée de lésions des tissus voisins qui peuvent également les produire.

Il est évident qu'indépendamment des altérations survenues du côté de la cavité orbitaire et de la veine ophthalmique, on peut trouver en d'autres points des lésions résultant directement de la thrombo-phlébite des sinus. Nous nous occupons ici surtout de l'envahissement des gros vaisseaux périphériques. La veine jugulaire interne qui est chargée de ramener dans la direction du cœur la presque totalité du sang que lui fournissent les sinus crâniens, est le plus souvent atteinte dans la trombo-phlébite du sinus latéral, par propagation du processus phlegmasique ou par action directe du caillot et du pus qui attaquent ses parois. Dans une observation de Bright citée par M. Brouardel, la veine jugulaire était remplie de pus ainsi que la sous-clavière; dans celle de Smith rapportée par Weill, non seulement la veine jugulaire était intéressée mais le pus avait fusé jusque dans la veine cave supérieure, près de l'entrée du cœur. Nous pourrions multiplier les exemples des effets produits par la désagrégation des caillots sur les vaisseaux veineux qui ramènent le sang de la tête au cœur, mais ces faits sont trop connus pour que nous nous y arrêtions plus longtemps.

On comprend sans peine les conséquences de l'arrivée du pus ou des agents septiques dans le torrent circulatoire, aussi ne sommes nous pas étonné d'observer dans la thrombose inflammatoire toutes les lésions de l'infection purulente. Sans parler des embolies septiques dont nous trouvons un bel exemple dans l'intéressante observation de M. Horsley, il peut se produire des péricardites ou diverses affections cardiaques; mais le plus ordinairement, le malade succombe dans les premiers jours qui suivent la pyohémie et les phlegmasies viscérales, n'ont pas le temps de se développer. L'ouverture du *cœur* montre presque toujours des caillots post mortem principalement dans les cavités droites. L'examen des *poumons* offre le plus grand intérêt parce qu'ils sont presque toujours le siège d'infarctus, de petits noyaux ou abcès métastatiques circonscrits, disséminés irrégulièrement dans l'épaisseur du parenchyme. Parfois on y trouve de véritables collections purulentes, ou des foyers de gangrène (cas de Gee), une pneumonie infectieuse, ou un pneumothorax (cas de Bull). Il est curieux de constater la rareté des abcès métastatiques dans le *parenchyme hépatique*, tandis qu'on les rencontre dans les reins. Il est vrai que dans beaucoup d'observations l'état des viscères n'est pas indiqué, mais dans les faits où un examen attentif du foie a pu être pratiqué, nous en avons trouvé où ces collections ont été constatées. Elles ont été notées dans les observations de Hardy (*Bull. de la Soc. anatomique*, 1837), de Blachez, de Thibault et de quelques autres auteurs; aussi, sommes nous surpris, que M. Lancereaux et Von Dusch aient avancé que ces abcès manquaient toujours dans le foie.

La *rate* présente souvent cet aspect diffluent, si caractéristique des maladies infectieuses.

Les *reins* renferment plus souvent que le foie, soit des infarctus, soit des petits abcès purulents.

Les articulations peuvent évidemment être atteintes par l'infection purulente, mais à part le cas de M. Hardy, où il existait des abcès dans les articulations scapulo-humérale, nous n'avons pas trouvé signalé de collection purulente dans leur intérieur.

SYMPTOMATOLOGIE

Tous les auteurs qui se sont occupés de la thrombo-phlébite des sinus de la dure-mère, ont été unanimes à reconnaître les difficultés que l'on éprouve lorsqu'on veut retracer l'aspect clinique de cette affection. Elle se produit en effet au milieu de manifestations si variées et si inconstantes, qu'il est malaisé de lui saisir une physionomie propre. Il est pourtant des circonstances dans lesquelles on peut la prévoir et où elle éclate d'une façon manifeste.

Lorsque, dans une première catégorie de faits, les lésions pathologiques après avoir pris naissance dans l'intérieur du crâne, y restent cantonnées sans produire d'envahissement à l'extérieur, le clinicien ne peut souvent saisir aucune filiation dans l'enchaînement des accidents encéphaliques : lésions *primitives* d'une part, c'est-à-dire ostéite des os du crâne, phlébites des veines du diploé et des veines afférentes par exemple, lésions *secondaires* d'autre part, c'est-à-dire pachyméningite, thrombo-phlébite des sinus, méningite ou méningo-encéphalite, etc., tout peut être confondu dans un même complexus symptomatique. Et, comme les lésions locales ne peuvent être directement constatées on est obligé de s'en rapporter à leur retentissement qui ne se traduit d'ordinaire que par un état général particulier. Cet état général, quand il est bien marqué, emprunte lui-même les caractères les plus divers. C'est ainsi qu'on distingue une *forme typhoïde* et une *forme pyohémique* de la thrombose des sinus, si bien qu'il est arrivé quelquefois qu'on n'ait même pas songé à une affection encéphalique. Il existe toutefois une troisième variété d'état pathologique qui accompagne assez souvent l'éclosion de la thrombose inflammation, nous voulons parler de la *forme méningée*. Celle-ci présente cet avantage d'attirer surtout l'attention du côté des complications méningées qui s'unissent si souvent à la lésion des sinus. Dans de rares cas la thrombose des sinus localisée en un point, sans offrir d'abord de signe précis de son existence, s'étend plus loin et se manifeste ensuite par quelque lésion extérieure soit du côté de l'orbite, soit du côté du cou.

Toute différente est la marche de l'affection lorsque la lésion primitive au lieu de rester cachée dans la boîte crânienne, siège sur une région visible de la tête, de la face ou du cou. Alors, on peut assister d'un bout à l'autre à l'évolution de la maladie : connaissant le point de départ du processus pathologique, on peut le suivre dans toutes les étapes qu'il parcourt et il est assez facile de le voir aboutir aux sinus crâniens. L'état général peut ici être l'un de ceux que nous avons signalés plus haut, mais sa valeur relative est bien moindre, puisque l'état local bien connu cette fois peut servir presque à lui seul de guide suffisant pour reconnaître l'oblitération des sinus.

C'est en nous appuyant sur ce tableau différent dans les deux cas, que nous divisons la symptomatologie en deux parties distinctes. Dans la première, les troubles cérébraux semblent ouvrir la scène, la lésion qui a causé la thrombose est intra-crânienne, ou si elle est périphérique elle est méconnue ; il n'y pas de troubles circulatoires importants du côté du système veineux péri-crânien, o na affaire, au moins au début, à des états particuliers qui correspondent à des formes diverses, *forme méningée, forme typhoïde* et *forme pyohémique*. Dans la seconde, les troubles cérébraux n'éclatent pas d'emblée, ou s'ils le font ils s'accompagnent bientôt de manifestations extérieures qui peuvent indiquer l'obstruction des sinus, et il y a presque toujours une lésion *primitive* des parties périphériques, soit du côté de la tête ou de l'orbite ou de l'oreille, soit du côté des cavités, nasale, buccale ou pharyngienne, soit enfin du côté du cou ou de la nuque.

Avant d'entreprendre dans cet ordre l'étude symptomatologique de la thrombose inflammatoire, nous ferons remarquer que cette division des faits cliniques de la maladie est loin d'être absolue, mais en facilite la description. Non seulement les deux ordres de manifestations s'unissent d'emblée dans un bon nombre d'observations, mais ils finissent encore quelquefois par se confondre dans les faits qui paraissaient les mieux tranchés. Tel cas qui au début pouvait être rangé dans la première classe, entre plus tard dans la seconde, c'est par exemple une thrombose du sinus latéral qui en s'étendant au sinus caverneux et à la veine ophthalmique à donné naissance à toute une série de faits nouveaux. Inversement, tel autre cas qui appartient réellement à la seconde, sera placé dans la première parce que la lésion primitive restera ignorée : un abcès par exemple, pourra se former à la suite d'une contusion du cuir chevelu, le sinus longitudinal supérieur, se prendre sans que l'attention ait été attirée de ce côté. Dès lors on n'aura plus que les phénomènes plus ou moins vagues de la première catégorie des symptômes.

ARTICLE PREMIER

Aspects cliniques généraux de la thrombo-phlébite des sinus.

Les diverses variétés de symptômes qui accompagnent la formation de la thrombo-phlébite des sinus s'observent également dans l'une des oblitérations des trois principaux sinus dont on s'occupe surtout en pathologie, c'est-à-dire du sinus longitudinal supérieur, du sinus latéral et du sinus caverneux. Mais dans la lésion de ce dernier, la veine ophthalmique est presque toujours intéressée, aussi existe-t-il, des symptômes orbitaires des plus importants qui dispensent le clinicien de tenir un compte aussi rigoureux des troubles généraux. Lorsqu'il s'agit au contraire de la lésion de l'un des deux autres sinus il n'est souvent plus possible que d'observer des troubles des centres encéphaliques des diverses fonctions de l'organisme parce et que rarement l'affection offre une lésion locale, telle qu'une thrombo-phlébite de la jugulaire interne qui permette de déduire son existence. Voilà pourquoi les différents auteurs qui ont écrit sur la thrombose ou la phlébite des sinus latéral et longitudinal supérieur, qui en définitive se comportent à peu près l'un comme l'autre et unissent souvent leurs lésions, se sont attardés à décrire les divers aspects cliniques sous lesquels se cache la maladie.

Nous les imiterons en donnant un court exposé de ces différents états pathologiques avec la distinction clinique des affections qu'ils simulent.

1° *Forme méningée.*

La thrombo-phlébite des sinus est rarement isolée, l'affection qui l'a produite a souvent causé du même coup des lésions des méninges et de l'encéphale et partant toute une série de manifestations morbides.

A ce sujet, M. A. Robin, dans sa remarquable thèse sur les lésions non traumatiques de l'oreille, s'exprime en ces termes. « Je ne sache pas de symptôme qui ne puisse figurer dans une observation, une céphalée intense, une attaque épileptiforme ou apoplectiforme, un accès convulsif, une somnolence sans motif, des vertiges suivis de syncope et s'exagérant dès que le malade se tient debout et même s'assied sur son lit (Lasègue), des phénomènes oculaires dont les plus fréquents sont l'inégalité ou la contraction pupillaire, le strabisme ou la photophobie, des troubles intellectuels, le redoublement de l'otalgie ou des bourdonnements, une sensibilité vive à la pression de la région frontale au-dessus de l'oreille ou en arrière de l'apophyse mastoïde (Politzer), le trismus, les contractures de la face siégeant du côté de l'oreille malade et suivis d'accès convulsifs ou tétaniformes; puis des symptômes généraux, tels que la fièvre, les frissonnements, les vomissements, la constipation, la lenteur, ou l'accélération extrême du pouls, la dyspnée sans lésion pulmonaire, tels sont, isolés ou associés, dans des proportions variables, les divers symptômes du début, qui, dans les cas, où la forme rapide de la maladie a été précédée d'une période prémonitoire, rappellent souvent par leur groupement ou leur dominance, les accidents de l'incubation. »

Le début est plus brusque que dans la forme pyohémique, mais moins que dans la méningite primitive. Des vomissements peu abondants, momentanés, se produisent d'ordinaire à cette époque. En même temps une céphalalgie terrible, une *fièvre violente*, une grande agitation et un délire le plus souvent furieux, suivent la disparition de l'otorrhée et des suppurations préexistantes. La céphalalgie ne fait presque jamais défaut et se localise principalement à la région frontale.

Les malades semblent se trouver sous l'empire d'une excitation fébrile, ils agitent leurs membres, cherchent à descendre de leur lit et poussent de profonds gémissements.

Quelquefois le délire est plus calme, l'agitation moins forte. Il est à noter que cet état de surexcitation n'est pas habituellement continu et qu'il survient des moments de repos durant lesquels il y a parfois recouvrement complet ou partiel de l'intelligence. Mais la caractéristique de la forme méningée est l'exaltation du délire qui manque rarement. Plus tard il peut céder le pas au coma lorsque la période d'excitation est terminée, ou que la thrombose ayant achevé toute son évolution l'emporte sur les symptômes méningitiques par ses manifestations pyohémiques.

Les frissons répétés qui caractérisent la forme pyohémique sont ici très peu marqués ou font complètement défaut, au moins à la première période. Mais lorsque la désagrégation du coagulum s'opère dans le sinus intéressé, les symptômes de l'infection purulente peuvent apparaître et s'unir à ceux de la forme méningée.

A la fièvre, la céphalalgie et le délire s'ajoutent très souvent des convulsions, surtout du côté de la face. Il peut se produire en même temps toute une série de paralysies ou de troubles dans l'innervation des muscles de la face et du cou. Mais ces désordres apparaissent plutôt à la période de dépression qui succède à la phase d'agitation et de délire et ôtent toute illusion au milieu du calme relatif qui suit la disparition des symptômes bruyants de la maladie. Ce sont des contractures des muscles du cou produisant des torticolis, des contractures des muscles de la nuque amenant le renversement de la tête en arrière ou bien un véritable opisthotonos. Ces contractures indiquent un envahissement inflammatoire ou tout au moins une congestion intense des méninges rachidiennes. L'abolition de plusieurs réflexes spinaux s'explique aussi de la même manière. Les troubles nerveux sont plus variés lorsqu'il existe une méningite de la base, car alors la propagation se fait plus facilement du côté des nerfs rachidiens. En avant cette méningite peut atteindre les nerfs de 3e, 4e et 6e paires ainsi que la branche de l'ophthalmique et produit ainsi des symptômes tels que le ptosis et la paralysie du globe oculaire, sur lesquels nous reviendrons à propos des affections de l'orbite. Du côté des membres on peut observer aussi des paralysies partielles ou circonscrites, et il n'est pas très rare de voir survenir de la contracture du côté du corps correspondant à la lésion crânienne. Dans ces cas de contracture on trouve presque toujours à l'autopsie une pachyméningite plus ou moins étendue, ce qui permet d'admettre, d'après les recherches de MM. Bochefontaine et Duret, qu'elles peuvent être d'ordre réflexe et résulter d'une excitation des nerfs de la dure-mère.

La forme méningée se distingue des autres par la rapidité de sa marche qui s'effectue en l'espace de 4 à 15 jours et se termine par la mort qui a lieu dans le coma.

2° *Forme typhoïde.*

Les accidents ne débutent plus par des phénomènes cérébraux très accusés, il y a bien une céphalalgie, quelquefois horrible, un peu de délire la nuit, mais l'état général qui paraissait respecté dans la forme précédente revêt ici des caractères tout à fait remarquables.

Ce qui domine la scène c'est l'état de prostration profonde dans laquelle le malade est plongé. L'hébétude, l'incohérence des paroles, la fièvre, la sécheresse de la langue lui donnent la physionomie d'un typhique. Parfois les épistaxis, les douleurs abdominales, le météorisme et la diarrhée s'ajoutent à ces premiers symptômes et rapprochent encore cet aspect clinique de celui de la dothiénentérie. On ne sera donc pas étonné que dans de telles circonstances des erreurs de diagnostic aient été commises par les plus habiles observateurs.

Nous trouvons dans les bulletins de la Société anatomique de 1837, l'observation communiquée par le Prof. Hardy, où la confusion s'est produite. Le malade admis dans le service de Récamier, était un homme de 27 ans, d'une forte constitution, éprouvant quelques douleurs de tête depuis un an et offrant depuis le même temps une légère teinte subictérique. Des frissons violents suivis de chaleur et de sueur firent d'abord porter le diagnostic de fièvre intermittente quotidienne. Mais l'état général empirait et les exacerbations fébriles survenaient surtout le soir. Dès lors la prostration, l'état du pouls et de la langue, la diarrhée, les épistaxis antécédentes, la céphalalgie firent penser à la fièvre typhoïde. Les jours suivants le patient se plaignit de douleur à la région du foie, les vomissements et la diarrhée continuèrent, la prostration devint extrême et le malade mourut un peu plus de trois semaines après le début de la maladie. L'autopsie démontra que l'intestin grêle était sain et que la mort résultait d'une infection purulente due à une thrombo-phlébite du sinus longitudinal supérieur. On apprit alors que le malade avait reçu deux mois auparavant un coup sur le sommet de la tête. On trouva à ce niveau et dans une superposition parfaite qui ne laissait aucun doute sur la filiation des accidents, une ecchymose à la partie interne du cuir chevelu, un abcès sous l'aponévrose épicrânienne, une imbibition purulente et un ramollissement du diploé, enfin une petite collection de pus entre l'arachnoïde et la dure-mère. Un point également intéressant est que la lésion intra-crânienne se bornait au sinus longitudinal supérieur et que les méninges et le cerveau étaient sains.

Rarement l'analogie avec la fièvre typhoïde est aussi grande que dans le cas précédent et il est possible de se tenir en garde devant les symptômes incomplets de la maladie simulée. Ainsi, les épistaxis assez fréquentes chez les enfants sont rares chez les adultes précisément parce que la thrombo-phlébite du sinus longitudinal qui en est la cause, comme dans le cas de Hardy, est elle-même exceptionnelle. De plus il arrive très souvent que la diarrhée qui est propre à la fièvre typhoïde, n'existe pas, et on observe dès le début de la constipation et des vomissements. La céphalalgie offre une intensité et une localisation que l'on ne rencontre pas dans la dothiénentérie. Enfin jamais dans aucune observation on n'a noté l'apparition des taches rosées lenticulaires. On peut trouver un rash et des taches sur le ventre comme dans le fait de Géo (obs. XV), mais celles-ci ne sont pas saillantes et ne disparaissent pas par la pression.

L'observation de Géo est en effet un autre exemple de la forme typhoïde de la maladie, mais l'erreur de diagnostic n'a pas été commise dans ce cas.

L'état général, la douleur abdominale, la diarrhée, les taches sur le ventre auraient pu en imposer pour des manifestations de la dothiénentérie, si le caractère de ces mêmes taches et surtout les symptômes méningés n'avaient fait supposer une affection intra-crânienne. On trouva en effet une otite interne avec thrombose du sinus latéral et du sinus longitudinal supérieur et de la gangrène pulmonaire.

Comme signe différentiel, avec la fièvre typhoïde on a encore cité dans le cas de thrombose des sinus, l'absence de tuméfaction de la rate. Ceci peut être exact dès le début de l'affection, mais plus tard, il n'en est plus de même et le viscère peut devenir volumineux. C'est ce qui s'est produit dans le cas de Géo.

L'affection des sinus se compliquant si souvent d'affection purulente on peut s'attendre à voir à l'autopsie une rate tuméfiée et diffluente comme dans tous les autres cas de maladies infectieuses.

La durée de la forme typhoïde ordinairement de deux septénaires peut aller jusqu'à trois. Le coma précède ordinairement la terminaison qui est presque toujours mortelle.

3° *Forme pyohémique.*

La forme typhoïde que l'on pourrait encore appeler forme septicémique de la thrombose des sinus est fort rare et lorsqu'elle existe se confond souvent avec la forme pyohémique. C'est ce qui fait que quelques auteurs n'en ont pas fait de classe à part et l'ont décrite avec cette dernière forme. Sentex est de ce nombre et s'attache plutôt à créer une nouvelle variété de la maladie, la *forme hémorrhagique* qui n'a pas sa raison d'être puisqu'elle constitue plutôt un mode de terminaison qu une forme distincte des trois autres.

La forme pyohémique s'observe à peu près dans la moitié des cas de la thrombo-phlébite des sinus et doit tenir un rang important dans l'étude de cette affection.

Son histoire clinique est celle de l'infection purulente traumatique dont elle ne diffère que par la lenteur de sa marche.

Elle naît de la transformation purulente du caillot du sinus thrombosé.

Dès le début apparait la céphalalgie ou si elle existait déjà auparavant elle acquiert une plus grande acuité. Au lieu d'avoir pour siège principal la région frontale comme dans la forme méningée, cette céphalalgie est surtout localisée du côté de la lésion du crâne. Le plus souvent un frisson plus ou moins intense, annonce le commencement de la maladie. Il s'accompagne d'abondantes sueurs. En même temps les sécrétions purulentes se tarissent et l'otorrhée qui pouvait se manifester depuis de longs mois, disparait également. Cette disparition de la suppuration est le signal des frissons qui se répètent. Les accès fébriles se reproduisent à peu près chaque jour, si bien que l'affection peut être prise pour une fièvre intermittente. C'est ce diagnostic que nous voyons porté dans l'observation de Hardy et dans celle de Grenet (obs. XIV). A ce moment en effet, l'état général peut n'être pas atteint bien que d'ordinaire l'anorexie, une teinte subictérique et une faiblesse extrême peu en rapport avec l'importance des crises, puisse donner l'idée d'une autre affection.

Au bout du premier septénaire, quelquefois plus tôt, l'état général s'aggrave : la faiblesse s'exagère, le pouls devient petit et irrégulier, la langue se sèche et parfois la constipation du début fait place à la diarrhée. Les frissons sont intenses et la fièvre très élevée. La forme pyohémique de la maladie a en effet pour caractère d'offrir une température qui monte souvent jusqu'à 40° et au delà, tandis que la forme méningée dépasse rarement 39°. La courbe thermique fait voir de très hautes oscillations qui peuvent être de 4 ou 5°.

Cependant dans quelques observations les descentes qui alternent avec les grandes ascensions thermiques caractéristiques de l'infection purulente ne se montrent pas et la fièvre est presque continue.

A ce moment on possède la plus grande partie des signes confirmés de la pyohémie et souvent l'erreur n'est plus permise. La dyspnée qui acompagnait les premiers accès, devient continue et s'accompagne de points de côté qui sont expliqués par l'état des poumons, siège d'abcès métastatiques ou d'affections telles que la pneumonie (obs. de Zawadzki), de gangrène (obs. de Gée), ou de pneumo-thorax (obs. de Bull). Les articulations peuvent devenir douloureuses par suite des collections qui s'y forment quelquefois comme dans le cas de Hardy.

Dans certains cas, des abcès se forment au cou le long des veines jugulaires, ou bien la jugulaire elle-même devient dure et douloureuse, et alors, d'après M. Duplay, le diagnostic de thrombo-phlébite du sinus latéral s'impose. Le malade se plaint parfois d'une douleur vive au niveau du foie, mais cette sensibilité tient plutôt à la congestion de l'organe qu'à la présence d'abcès métastatiques qui y sont très rares. Dans la plupart des observations suffisamment détaillées l'ictère est noté comme signe fréquent de cette forme clinique de la maladie.

Un fait également digne de remarque, c'est que dans presque la moitié des cas le malade même dans l'état le plus grave ne perd pas entièrement connaissance et, bien que ses réponses soient souvent incohérentes, il peut prouver qu'il comprend encore les questions qu'on lui adresse (obs. de Piéchaud et Suss, de Knapp, de Boiteux, etc.). Le délire quand il existe est plus calme que dans la forme méningée. Le collapsus et le coma précèdent souvent la mort qui peut également suivre une attaque épileptiforme (cas de Zawadzky).

La forme pyohémique peut se développer dans l'espace de deux à quatre septénaires, c'est donc la plus longue des trois formes cliniques que nous avons décrites. Cependant elle offre les plus grandes variations dans sa durée, son évolution peut s'opérer en quelques jours ou se prolonger plus d'un mois. On pourrait dire que l'issue de la forme purulente de la maladie est toujours fatale si, comme nous le verrons à propos du pronostic, on n'avait rapporté quelques cas bien précis où la guérison paraît avoir été certaine.

ARTICLE II

Signes variables de la trombo-phlébite suivant le siége de l'affection primitive. — Affections des régions diverses de la tête, de la face, du cou et des cavités qui peuvent amener une thrombose des sinus crâniens.

CHAPITRE PREMIER

AFFECTIONS DU CUIR CHEVELU ET DE LA VOUTE DU CRANE. — THROMBOSE INFLAMMATOIRE DU SINUS LONGITUDINAL SUPÉRIEUR.

Les affections du cuir chevelu et de la voûte du crâne intéressent parfois les sinus et principalement le sinus longitudinal supérieur. La position superficielle de ce canal veineux, ses connexions avec les veines du diploé, les veines émissaires de Santorini et les veines pariétales expliquent suffisamment qu'il puisse être atteint dans la propagation des inflammations de cette région.

Les causes de thrombose du sinus longitudinal supérieur peuvent être multiples et de même nature que celles qui produisent les thromboses des autres sinus. Nous retrouvons ici les trois groupes de thromboses que nous avons adoptés : 1° la thrombose primitive ou spontanée que nous avons déjà décrite sous le nom de thrombose cachectique ; 2° la thrombose traumatique ; 3° la thrombose inflammatoire proprement dite ou thrombo-phlébite.

Comme exemple de thrombose traumatique, nous rapportons un cas très intéressant que Reinhold a publié en 1884 dans le *Deutsche Zeitschrift für Chirurgie* (*obs. VIII*), et sur lequel nous reviendrons à propos du traitement. Le malade âgé de 28 ans, reçut deux coups sur le crâne et perdit connaissance ; une hémorrhagie se produisit, et, durant l'opération qui suivit on trouva une esquille pénétrant dans le sinus longitudinal supérieur, qui contenait un caillot à ce niveau. Le tamponnement que l'on dut exercer ensuite sur le sinus afin d'arrêter l'hémorrhagie, donna naissance à des crampes et à des paralysies momentanées dans les membres inférieurs. Reinhold attribue ces curieux phénomènes à la compression qui correspondait aux circonvolutions centrales supérieures (siège des centres des jambes de Hitzig). Le malade d'ailleurs finit par guérir.

Le cas de Hardy que nous avons cité à propos de la forme typhoïde de la maladie, peut aussi être considéré comme consécutif au traumatisme et résultant de l'inflammation des veines du diploé; mais ici ce n'est plus la thrombose traumatique essentielle, puisqu'il s'y ajoute l'inflammation primitive des parties voisines du sinus.

La thrombose inflammatoire est beaucoup plus commune que la précédente, mais elle l'est beaucoup moins que la thrombose cachectique qui occupe presque toujours le sinus longitudinal supérieur. Les affections cutanées du cuir chevelu, telles que l'impétigo, la teigne, les ulcérations qui surviennent si fréquemment chez les enfants peuvent donner naissance à l'obstruction de ce sinus. Tonnelé en a publié plusieurs cas : mais on ne peut le plus souvent considérer ces affections que comme des thromboses cachectiques, puisqu'elles surviennent chez des enfants débilités, sans produire de vive réaction inflammatoire. Chez les adultes l'érysipèle du cuir chevelu, les affections cutanées ou osseuses situées au niveau des deux régions pariétales dont la circulation est en rapport avec celle du sinus, ont un retentissement beaucoup plus accusé que chez les enfants. Nous en avons la preuve dans le fait de Blandin (obs. IX), où une plaie cutanée et osseuse de la région pariétale amena, entre autres lésions, une phlébite suppurative de la veine temporale et du sinus longitudinal supérieur.

On comprend que, si l'inflammation siège dans un territoire vasculaire autre que celui du sinus longitudinal, la lésion se propage au sinus correspondant. C'est ainsi que dans une observation de Tonnelé, une thrombo-phlébite du sinus latéral se forma à la suite d'un ulcère de la région occipitale. Il faut encore citer comme cause de la thrombose de ce sinus la compression déterminée par les tumeurs de Pacchioni.

Quelquefois la thrombose inflammatoire du sinus longitudinal n'est qu'un simple épiphénomène dans les troubles qui suivent l'altération des autres sinus. Il se prend alors secondairement aux autres, soit par extension du caillot comme à la suite de la thrombose du sinus latéral, soit par l'action directe d'un foyer inflammatoire voisin agissant sur ses parois. Nous avons un exemple de ce dernier mode de progression phlegmasique dans le cas de Pearson et Broadbent, où l'on trouva une nécrose aiguë de l'orbite ayant déterminé une thrombose du sinus caverneux et du bout frontal du sinus longitudinal.

Les symptômes de la thrombose du sinus longitudinal sont les troubles cérébraux et généraux des diverses formes cliniques, mais n'offrent pas de signe pathognomonique. Cependant trois symptômes principaux, mais inconstants, peuvent mettre sur la voie du diagnostic, ce sont les *épistaxis*, l'*œdème des régions pariétales* s'étendant depuis la fontanelle antérieure jusqu'à l'occiput, et surtout, comme l'a constaté Schwartze, l'*engorgement de la veine jugulaire interne*, lorsque l'os des sinus latéraux se prend en même temps. La constatation des lésions du cuir chevelu ou du crâne, les troubles cérébraux consécutifs, l'apparition de phlébites, d'œdème ou d'abcès de la région temporale, les troubles circulatoires périphériques qui surviendront plus tard, dans quelques cas l'hydrocéphalie chez les enfants, seront d'un grand secours pour faire songer à une oblitération vasculaire ; mais le plus souvent il sera difficile de préciser le diagnostic.

Observation VIII

Reinhold. *Contribution à l'étude des lésions des sinus crâniens.* In Centralblatt für Chirurgie, 1884, p. 143.

Lésion du sinus longitudinal supérieur. — Hémorrhagie. Compression forcée. — Guérison.

Un serrurier de 28 ans reçut deux coups de chope de bière sur le crâne. Il fut deux heures et demie sans connaissance. La plaie saigna abondamment. Admis à l'hôpital, il se plaignait d'une grande faiblesse. Vers la partie antérieure de la ligne médiane du crâne se trouvaient deux plaies demi-circulaires. L'une de ces plaies correspondait à une fracture du crâne, et on y voyait une esquille déprimée.

Le lendemain, trépanation. Un fragment osseux avait pénétré dans le sinus longitudinal supérieur et était entouré d'un caillot sanguin. On enlève l'esquille, et aussitôt, le sang jaillit du sinus, dont la paroi était déchirée sur une étendue de un centimètre.

Le tamponnement de la plaie ne peut arrêter l'hémorrhagie. On saisit alors la paroi du sinus avec 4 pinces, mais le sang s'écoule alors plus abondamment par un petit trou circulaire de la paroi. Collapsus. On mett un tampon contre la paroi osseuse, et on oblitère toute la plaie avec de la gaze iodoformée. Les 4 pinces sont laissées à demeure. Pansement antiseptique compressif. Le patient reprend connaissance.

Le lendemain, la jambe gauche du malade est anesthésiée et sans mouvement. Quelques heures après, mêmes phénomènes du côté de la jambe droite.

Trois jours après, on ôte le tampon, les pinces restent en place, pas de fièvre, paralysie complète des jambes. Dans la soirée, retour partiel de la sensibilité des jambes. La paralysie ne commence à céder que deux jours après.

On enlève les pinces 15 jours après leur application. Quatre semaines après l'accident, le malade commence à marcher. L'aspect de la plaie est satisfaisant. A la sortie du malade, les mouvements actifs du pied gauche et des orteils étaient seuls diminués.

Observation IX (résumée)

Par M. Blandin. *Lancette française*, t. IV, n° 29.

Plaie de tête ; exophthalmie ; arachnitis ; phlébite des sinus.

Il s'agit d'un jeune Auvergnat vigoureux et bien constitué qui fut renversé par une roue de charrette sur laquelle il se heurta violemment la tête. Pas de perte de connaissance. Le lendemain, 13 novembre admis, dans le service de Marjolin et Blandin, il présentait à la région pariétale droite, une plaie contuse, irrégulière, renfermant des cheveux et de la boue. Il y avait dénudation de l'os à ce niveau. Le jour suivant la plaie est très douloureuse ; céphalalgie intense, face altérée, pouls fort et fréquent. Le 18, œdème de la plaie avec lambeaux sphacélés. Le 27 et le 28 frissons, fièvre. Le 28, fièvre intense, douleurs de tête violentes, coma profond. L'œil droit, tuméfié, douloureux, fait saillie hors de l'orbite ; impossibilité d'écarter les paupières ; pupille gauche immobile ; mobilité des muscles conservés.

Le 3. Érysipèle du côté droit de la face, assoupissement, tremblement continuel des membres, dyspnée ; mort.

On trouve à l'autopsie au niveau du point du pariétal dénudé, une section osseuse irrégulière, d'un pouce et demi de diamètre, légèrement mobile, formée par la table externe de l'os. Infiltration d'une grande quantité de pus sous le cuir chevelu, qui a gagné l'orbite du côté droit et l'épaisseur de la paupière. Pus dans les veines diploïques, temporale et ophthalmique, le fond de l'orbite et les veines émissaires de Santorini. Épaississement de la dure-mère au niveau de la plaie du crâne. Mélange de pus et de sang dans le sinus caverneux et le sinus longitudinal supérieur. Arachnitis et inflammation de la pie-mère. Ramollissement cérébral. Petites masses blanchâtres dans les deux poumons, à la face convexe et antérieure du foie.

CHAPITRE II

AFFECTIONS DU ROCHER, DE L'APPAREIL AUDITIF ET DES PARTIES VOISINES. — TROMBOSE DU SINUS LATÉRAL

Il n'est peut-être pas de question relative aux affections du crâne qui ait été autant étudiée que celle qui concerne les affections de l'oreille et de ses annexes.

Un grand nombre d'auteurs, parmi lesquels Wiell, de Strasbourg (1858), Lancereaux (1862), Sentex (1865) dans leurs thèses, M. Brouardel, dans un mémoire (Lésion du rocher et de l'apophyse mastoïde, *Bull. Soc. anat.*, 1866) et enfin, il y a quelques années, M. Alb. Robin dans sa thèse d'agrégation, s'occupent de ce sujet intéressant, s'étendent longuement sur la thrombose du sinus latéral, qui est si souvent intéressé dans les affections de l'oreille. Nous nous contentons de résumer rapidement la question, en tenant surtout compte de la thèse de M. Robin qui est à peu près au courant des données que l'on possède sur le sujet. Nous insisterons sur quelques points spéciaux, et en particulier sur le pronostic et le traitement que nous traiterons plus loin dans un aperçu général.

En abordant les affections de l'appareil auditif, nous arrivons tout naturellement à parler de la thrombose du sinus latéral souvent intéressé dans les lésions de cette partie du crâne.

La thrombose du sinus latéral a été observée pour la première fois par Abercrombie en 1818. Mais cet auteur ne comprit pas la relation qui existait entre cette lésion et la carie du temporal qui l'avait déterminée.

Étiologie. — Le sinus latéral est certainement parmi tous les sinus celui qui est le plus souvent atteint. La fréquence de sa lésion résulte de ses rapports anatomiques avec les cavités de l'oreille, l'apophyse mastoïde et le rocher ; la thrombose dont il est le siège, et la pyohémie, d'après Schwartze, sont peut-être les causes les plus fréquentes de la mort dans les otites moyennes chroniques et purulentes. Toutes les affections qui atteignent les différentes parties de l'appareil auditif, peuvent gagner secondairement les parois de ce sinus et y déterminer la thrombose : seulement il faut remarquer qu'il n'est pas toujours seul intéressé, et que, dans quelques cas, les sinus caverneux, pétreux supérieur et inférieur peuvent être pris ou séparément ou en même temps sous l'influence des mêmes causes.

Il convient de constater la rareté de la thrombose du sinus latéral chez les enfants, qui meurent plutôt de méningite ou d'abcès cérébral. Chez eux, l'intégrité de ce sinus tient à ce qu'il est plus éloigné de la paroi osseuse que chez les adultes, la gouttière osseuse qui le rapprochera plus tard de l'apophyse mastoïde n'étant pas encore creusée (Brouardel).

Du côté de l'oreille il faut en première ligne citer comme causes déterminantes les otites moyennes et internes, qui se compliquent si souvent d'ostéite et de mastoïdite. On a remarqué que l'affection se produit presque toujours à la suite d'otorrhées anciennes mal soignées durant depuis de très longues années. Bien que l'otite moyenne chronique et purulente soit une cause commune de cette complication intra-crânienne, on trouve quelques cas, très rares il est vrai, comme dans le travail de Hessler publié il y a quelques années, où l'otite aiguë et purulente de la caisse cause la thrombose du même sinus. Mais, dans la plupart des cas d'otite aiguë et purulente, la mort a plutôt lieu par pyohémie, comme dans un cas rapporté dans le Traité des affections de l'oreille de Politzer, sans que les sinus crâniens soient nullement intéressés. Parfois, au lieu d'une otite aiguë ou chronique, c'est une diphtérie primitive de la caisse qui cause les accidents : nous en avons un exemple intéressant dans l'observation que M. Katz, de Berlin, a eu l'obligeance de nous communiquer. Le point de départ de l'inflammation peut aussi venir du pharynx par l'intermédiaire de la trompe. Enfin on peut voir survenir la thrombose du sinus latéral dans le cas de catarrhe chronique simple de l'oreille moyenne, comme le prouve le fait de Zaufal (obs. XII), où l'examen histologique de la sérosité révéla l'existence de micro-organismes, que l'on trouva également au centre du caillot obturant le sinus latéral correspondant. Il est donc établi par ces exemples que la lésion osseuse n'est pas nécessaire à la formation de la thrombose. Celle-ci peut-être aussi produite par des caillots développés dans la veine mastoïdienne et les veines voisines qui traversent l'apophyse mastoïde et aboutissent dans le sinus latéral. Il est utile d'insister ici sur le rôle de la circulation veineuse, parce qu'elle explique les principales complications des affections de l'oreille interne de la caisse, et du rocher. Les veines de la caisse, qui se jettent en partie dans la veine méningée moyenne, peuvent servir au transport d'agents infectieux qui non seulement produisent une phlébite, mais causent encore une méningite mortelle d'origine vasculaire. Les veines vestibulaires qui, ramènent le sang du labyrinthe dans le sinus pétreux supérieur, peuvent également y déverser des micro-organismes qui seront le point de départ de la thrombose. Quant au rocher, les connexions qu'il affecte avec le sinus latéral et les sinus pétreux supérieur et inférieur, autant que les communications de ces veines efférentes avec ces canaux collecteurs, sont plus que suffisantes pour montrer le rôle que peuvent jouer ces différentes voies veineuses dans la pathogénie de la thrombose du sinus latéral et des sinus voisins.

La lésion des différents vaisseaux de la région qui se jettent dans le sinus, et en particulier la phlébite des veines de l'apophyse mastoïde qui sont tributaires du sinus latéral, doivent donc être souvent accusées dans la formation de la thrombose inflammatoire. Mais, indépendamment de cette première voie de propagation ou *voie veineuse*, il existe encore la *voie osseuse*. La carie du temporal ou du rocher peut enflammer par voisinage la dure-mère et les sinus latéraux et pétreux. Cette extension est souvent favorisée par une perforation du rocher et par le contact du pus avec les parois du sinus; quelquefois l'inflammation est si violente qu'il y a destruction d'une partie du sinus, on observe alors une pyohémie rapide ou une hémorrhagie foudroyante.

W. Prentiss a relaté un cas de mort par pyohémie à la suite de l'ouverture d'un abcès mastoïdien dans le sinus latéral. Syme et Hugmor, dit Robin, ont vu la mort résulter d'hémorrhagies considérables provenant d'une lésion du sinus pétreux supérieur.

Parmi les affections du temporal qui peuvent donner naissance à la thrombose du sinus latéral, il faut encore citer, indépendamment de la carie et des ostéites, les tumeurs malignes ou les cholestéatomes dont il peut être atteint. Schwartze (*Arch. f. Ohrenh.*, *1875*) a publié un cas de carcinome du rocher développé chez un homme de 83 ans. A l'autopsie, on trouva une pachyméningite de la fosse cérébrale moyenne et un thrombus purulent dans le sinus latéral. Nous rapportons deux cas de cholestéatome du temporal dus à M. Katz, où la mort se produisit par septicémie. Ces tumeurs de l'appareil auditif peuvent déterminer la thrombose, soit *par réaction inflammatoire*, soit *par compression* chez les individus cachectiques.

Mais il n'y a pas que les affections de l'appareil auditif qui puissent être l'origine de la thrombo-phlébite du sinus latéral et des sinus voisins. Les traumatismes portant sur la région temporale ou les affections qui se développent au voisinage, contribuent également à sa formation. Nous avons déjà cité le cas de Tonnelé, où un ulcère de la région occipitale détermina une thrombose du sinus latéral. Comme exemple de thrombose traumatique, nous rappelons le cas de Pitha (obs. XXXIV) où le crâne fut intéressé à la base de l'apophyse mastoïde. Chose très rare, la thrombose commencée dans le sinus latéral, s'étendit aux sinus caverneux et aux deux veines ophthalmiques. Il faut ajouter à ces causes les affections du cou qui intéressent la veine jugulaire et qui gagnent par ce vaisseau le sinus latéral correspondant (cas de Grevet).

Symptômes et diagnostic. — La thrombose des sinus qui résulte des affections de l'oreille est souvent confondue avec la méningite ou l'abcès cérébral, et même quelquefois avec l'abcès cérébelleux : aussi son diagnostic est-il des plus difficiles dans les cas ordinaires. Dans sa statistique portant sur 200 cas de complications cérébrales, M. Robin n'a trouvé que 24 fois la phlébite isolée ; 28 fois elle était unie à la méningite ; 20 fois à la méningite et à l'abcès cérébral et 14 fois à la méningite et à l'abcès cérébelleux.

Dans les deux tiers des cas les affections étaient associées entre elles. Parmi les lésions isolées, la phlébite occupe le premier rang avec l'abcès du cerveau et la méningite (Robin). Il faut remarquer que, même dans les cas où la thrombose du sinus latéral est la seule lésion intra-crânienne, l'aspect clinique de la maladie n'en est pas moins trompeur, et peut simuler une méningite ou une méningo-encéphalite, comme chez le petit malade de M. P. Simon (obs. X).

Nous ne reviendrons pas sur les formes de la maladie, dont nous avons longuement parlé, et qui constituent souvent presqu'à elles seules toute la symptomatologie de la thrombose du sinus latéral. Nous ne pouvons cependant passer sous silence deux symptômes importants que l'on observe parfois, et qui permettent de reconnaître l'affection. Si, en même temps que les troubles cérébraux on constate de l'*œdème de la région mastoïdienne*, la formation d'un abcès du cou ou une *phlébite de la jugulaire interne*, le doute n'est plus permis (Duplay). Ces symptômes, ainsi que les phénomènes fébriles et les métastases, ont une importance décisive pour le diagnostic. La thrombo-phlébite de la jugulaire indique en effet, dans ces sortes de cas, une extension de l'inflammation venue du sinus latéral, et précède ou accompagne le développement de l'infection purulente; mais ce symptôme est tout à fait exceptionnel.

Il n'en est pas de même de l'œdème que l'on peut observer dans la grande majorité des cas. Mais malheureusement ce dernier signe n'a pas la même valeur que la tuméfaction de la veine jugulaire, parce qu'il peut être indépendant de la thrombose. Il peut en effet résulter d'une périostite de la mastoïde, au lieu de dépendre réellement de l'obstacle apporté à la circulation veineuse de la région par suite de l'obstruction du sinus latéral. Dans une revue critique sur la trépanation de l'apophyse, mastoïde parue dernièrement dans les Archives de médecine, M. Duplay rappelle les signes différentiels qu'il avait déjà donnés en 1875 au sujet de l'aspect que peut présenter cet œdème de la région mastoïdienne, suivant qu'il tient à l'une ou à l'autre cause : 1° lorsque l'œdème est symptomatique d'une inflammation des cellules mastoïdiennes ou d'une oblitération du sinus latéral, la tuméfaction est assez bien limitée à l'apophyse mastoïde, et, pour déterminer de la douleur, il faut exercer une pression assez énergique; 2° si, au contraire, l'œdème dépend principalement de la périostite, il est diffus, s'étend sur une grande surface, peut combler le sillon situé derrière la conque et repousser en avant le pavillon de l'oreille; enfin la sensibilité est beaucoup plus vive et plus superficielle que dans le premier cas; 3° le gonflement peut s'observer dans des états complexes qu'il faut, dit M. Duplay, distinguer des autres.

L'œdème peut en effet se produire lorsque la périostite de la mastoïde coïncide avec une phlegmasie des cellules. Nous avons eu l'occasion d'observer ce dernier cas chez la malade de M. Lancereaux. On voyait sur la région pariétale, et même sur une partie de la région temporale, un œdème très étendu qu'il était impossible de toucher tant la douleur était considérable. Lorsque l'on s'approchait du lit de la malade, celle-ci portait immédiatement la main à la région douloureuse pour la garantir de tout contact. A l'autopsie il nous était permis de constater l'existence d'une ostéo-périostite de la mastoïde et du temporal, en même temps qu'une altération profonde de l'antre mastoïdien et du rocher.

Les cas où la thrombose se traduit par un œdème symptomatique sont très rares. M. Katz en a présenté l'an dernier un exemple à la Société de médecine de Berlin. Un tuberculeux présentant de l'otorrhée fut pris de frissons et mourut dans le collapsus. Pendant la vie était apparu un œdème considérable de la région mastoïdienne, en même temps que des infiltrations profondes et du gonflement du cou. A l'autopsie on trouva une thrombose avancée du sinus latéral et de la veine jugulaire interne, ainsi qu'un thrombus purulent dans la veine émissaire; la surface de la mastoïde était parfaitement intacte. Dans l'observation que nous devons à M. Katz, il n'y avait pas de gonflement au niveau de l'apophyse mastoïde.

Dans d'autres observations qui lui sont personnelles, il n'a pas non plus observé d'œdème lors d'une thrombose simple du sinus latéral. D'après son opinion, la tuméfaction de cette région, ainsi que celle du cou, n'apparaîtraient qu'à la suite de thromboses anciennes. Dans la même séance M. Krakauer a rapporté à la Société un cas où il a pu diagnostiquer une thrombose septique du sinus latéral et de la veine jugulaire, en s'appuyant sur la disparition de l'otorrhée, le gonflement de la région de l'apophyse mastoïde et l'état de la veine jugulaire qui présentait le caractère d'un cordon induré et douloureux. Il est à noter qu'il s'agissait d'un enfant, car chez les adultes la veine jugulaire est moins superficielle et par suite ne peut être aussi facilement explorée.

Nous l'avons déjà dit, le diagnostic est parfois impossible; lorsque, par exemple, les commémoratifs font défaut, que l'otorrhée a cessé, ou que la céphalalgie n'est pas localisée à l'une des régions mastoïdiennes, aucun symptôme ne peut, même faire penser à une affection probable du sinus; bien plus on peut, à l'exemple de Sédillot et de Hardy, croire à une fièvre intermittente et avoir les plus grandes illusions pour le pronostic.

D'autres fois, les formes typhoïdes pyohémiques ou méningées de la maladie contribuent pour leur part à tromper le clinicien.

Cependant, dans un certain nombre de cas, s'il n'est pas possible de porter le diagnostic, au moins l'attention est-elle attirée du côté de l'oreille et des sinus par une douleur limitée à la région.

Dans les cas où une otorrhée ancienne disparaît tout à coup, où la céphalalgie devenue plus vive se localise du côté de l'oreille, et où il survient en même temps des frissons et de la fièvre, il faut songer à une extension de la maladie vers les parties profondes. Alors trois affections principales doivent être passées en revue, la thrombose du sinus latéral, la méningite et l'abcès cérébral.

Au point de vue de la fièvre, il est démontré que, dans la plupart des cas d'abcès cérébral, elle est très modérée ou fait même complètement défaut, comme dans le cas dont M. Ferrier a parlé en mars dernier, à la Société de médecine de Londres. Une grande élévation de la température et les frissons doivent surtout faire craindre une thrombose du sinus latéral. La méningite de la base détermine parfois une réaction inflammatoire aussi vive que la thrombose, mais manifeste souvent son existence par des signes qui lui sont propres. D'après von Bergmann, l'apparition brusque des phénomènes céphaliques et la rapidité de l'extension de l'inflammation sont en effet les symptômes caractéristiques d'une méningite basilaire purulente, pouvant venir de l'oreille. Dans la méningite, très rapidement la céphalalgie et les vomissements produisent l'agitation et le délire, et bientôt ces symptômes font place à la somnolence et à une perte complète de connaissance (V. Bergmann. Traitement chirurgical des maladies du crâne, in *Archiv. für Klin. chir.*, 1888).

Comme nous l'avons dit à propos de la forme méningée, les contractures des muscles de la nuque, le torticolis et les excitations musculaires sont encore des signes de l'extension de la méningite de la base à la partie supérieure de la moelle cervicale et aux racines nerveuses qui en sortent.

L'abcès du cerveau pourra déterminer des symptômes de compression cérébrale, mais, comme le fait encore remarquer Bergmann, si l'on veut tenir compte de ces signes pour le diagnostic de l'abcès, il faudra d'abord prouver qu'il n'existe pas de thrombose des sinus pouvant amener les mêmes troubles. Ici on pourra essayer de faire le diagnostic par exclusion, mais ce ne n'est pas sans difficulté qu'on arrivera à un résultat satisfaisant.

Pour résumer la question du diagnostic de la thrombose du sinus latéral, nous dirons que trois cas peuvent se présenter: 1° les symptômes sont caractéristiques, il s'agit d'une affection de l'oreille ayant déterminé des troubles cérébraux, il y a de l'œdème de la région mastoïdienne et une thrombose de la jugulaire interne, le *diagnostic est assuré*; 2° les signes locaux font défaut, il n'existe que les manifestations auxquelles donnent lieu les trois formes cliniques de la maladie, le *diagnostic est impossible*; 3° il existe quelques signes locaux, et on peut penser à l'une des trois affections suivantes : la méningite, la thrombose du sinus ou l'abcès cérébral, le *diagnostic est douteux*.

Observation X

Par le Dr P. Simon, agrégé à la Faculté de Nancy, in *Rev. méd. de l'Est*, 1er sept. 1887.

Otite moyenne suppurée de date ancienne chez une enfant de 9 ans. — Carie du rocher, phlébite du sinus pétreux supérieur et latéral. — Infarctus pulmonaires consécutifs.

Le 21 avril dernier, on amène à la Clinique une petite orpheline âgée de 9 ans, sur le compte de laquelle nous ne pouvons obtenir presque aucun renseignement. Nous apprenons seulement qu'elle présente depuis trois ans un écoulement purulent de l'oreille gauche et que les personnes chez qui elle était placée la regardaient comme quasi-idiote, en raison sans doute de la surdité relative qui résultait de cette lésion. Nous constatons, à son entrée, l'existence d'un eczéma impétigineux du cuir chevelu et un torticolis gauche assez marqué, avec douleur à la pression au-dessous de l'occiput.

Le lendemain, 22 avril, vers 6 heures du matin, l'enfant est prise d'un violent frisson pendant une demi-heure. Depuis la veille au soir, elle est très agitée, gémit sans cesse et crie quand on la touche.

Le torticolis persiste au même degré, la malade ne vomit pas, mais est constipée depuis la veille de son entrée à l'hôpital. Le soir, sa température est fébrile : 40°,2, le pouls à 148.

Le 23. Temp., matin, 39°,8; pouls 128; temp., soir, 41°; pouls 140. Face anxieuse. Pupilles égales, contractées. Commissure labiale tirée à gauche; langue fortement déviée du même côté. Force musculaire égale aux deux mains. Exagération des réflexes tendineux avec tendance à la raideur aux membres inférieurs. Réflexes cutanés intacts. Le torticolis persiste, cependant les mouvements provoqués de la tête sont assez libres et peu douloureux. L'intelligence est assez obtuse, cependant l'enfant paraît comprendre les questions. Respiration normale. Ventre souple. Urines involontaires.

Le 24. Temp., matin 38°,6; pouls 124; temp., soir, 39°; pouls 132. Même état.

Le 25. Temp., matin 39°,4; pouls 116; temp., soir 40°,3; pouls 128. L'enfant n'a cessé de gémir pendant toute la journée d'hier, se plaignant d'avoir mal partout. La nuit a été plus calme grâce à une petite dose de sirop de codéine. Les pupilles sont égales; les réflexes du pied très marqués, la tendance à la raideur persiste dans les membres inférieurs. La nuque est légèrement incurvée en arrière. Hyperesthésie générale. Langue fuligineuse. Constipation depuis la veille. Urines involontaires. Une épistaxis ce matin.

Le 26. Temp., matin, 38°,4; pouls 108; temp., soir, 39°,8; pouls 132. Mêmes symptômes. Ventre un peu bouffi. Une selle diarrhéique involontaire. Large plaque livide de la largeur d'une main à la partie moyenne de la région fessière.

Le 27. Temp., matin, 38°,8; pouls 120; temp., soir, 40°,2; pouls 156, très petit, dépressible. Depuis hier soir, écoulement sanguin assez abondant par l'oreille gauche. Face cyanosée, ulcérations violacées superficielles, recouvertes de croûtes noirâtres au pourtour des narines et des lèvres. Petites ecchymoses disséminées sur les membres; à la partie antérieure du genou droit, au talon droit, à la malléole externe, à la base de l'articulation tarso-métatarsienne du gros orteil du même côté. A gauche vastes ecchymoses au talon et à la malléole interne, quelques taches purpuriques à la face antérieure de la jambe et au poignet. L'eschare fessière commençante s'est étendue, elle présente une coloration noir livide et, par places, on constate un léger soulèvement de l'épiderme. La tache méningitique n'est pas accusée. Les pupilles sont égales, assez dilatées. La respiration est laborieuse à 44. Râles sous-crépitants dans toute l'étendue des deux poumons. Pointe du cœur au 5e espace sur la ligne mamelonnaire. Bruits normaux.

Le 28. Temp., matin, 40°; pouls 152, presque imperceptible.

Cyanose de la face et des lèvres. Traits de la face plus accusés à gauche. Tremblement des membres, tendance à la contracture. Urines et selles involontaires. Gémissements incessants. Mort dans la soirée.

Autopsie :

Crâne. — A droite, la caisse du tympan est remplie de pus concret. A gauche, il existe une carie du rocher sur une étendue d'une pièce de 20 centimes, siégeant en dehors et en dedans du conduit auditif interne. A ce niveau la dure-mère est épaissie, vascularisée et présente à sa face externe un exsudat fibrino-purulent. La lamelle osseuse, qui forme le toit du tympan, est nécrosée; l'oreille moyenne est remplie de pus; les osselets sont irréguliers, rugueux, nécrosés. Les sinus pétreux supérieur et latéral sont remplis de caillots grisâtres, purulents. L'encéphale ne présente aucune lésion, si ce n'est une congestion des méninges et de la substance blanche. Canal vertébral, aucune lésion osseuse. Vers la partie moyenne, on rencontre quelques caillots sanguins récents. Les méninges et la moelle sont intactes.

Cœur. — Adhérences, péricardite ancienne vers la pointe. Diamètre transverse, 8 centimètres; diamètre longitudinal, 7 centimètres. Cœur droit contient quelques caillots récents. Paroi 5 millim. Caillot récent allongé dans l'artère pulmonaire. Cœur gauche : paroi, 1 centimètre. Valvules saines, sauf un léger épaississement très limité sur la valvule antérieure de la mitrale. Tissu ferme, de coloration un peu jaunâtre.

Poumons. — Hypertrophie notable des ganglions bronchiques, qui sont noirâtres, ramollis. Les deux poumons sont très congestionnés et criblés d'infarctus, les uns récents, les autres anciens, à parois lisses, à contenu noirâtre, ramolli, non fétide; quelques-uns sont en voie de suppuration. Les infarctus sont de volume variable, depuis le volume d'un gros haricot jusqu'à celui d'une noix et même davantage Le poumon gauche contient au moins une trentaine de ces infarctus à différents âges; de plus, il est tapissé à sa face externe par un exsudat fibrino-purulent. Le poumon droit est, au premier abord, moins altéré : les deux lobes supérieurs ne présentent que deux infarctus de volume moyen; mais le lobe inférieur renferme un infarctus très volumineux, ramolli, du volume d'une orange.

Le foie est congestionné, ainsi que les reins.

La rate mesure 12 centimètres et demi, elle est ramollie et friable.

L'intestin est absolument sain.

En résumé, une enfant de 9 ans, affectée depuis trois ans d'une suppuration de l'oreille gauche, est prise tout à coup, sans cause appréciable d'un torticolis accompagné d'une douleur à la pression dans la région de la nuque. Le lendemain, la fièvre s'allume, oscillant entre 39° et 41°, et on constate une hyperesthésie générale, une parésie faciale droite, une tendance à la raideur dans les membres inférieurs, avec phénomène du pied très marqué, une obtusion intellectuelle croissante, de la constipation; plus tard, surviennent successivement une eschare fessière, des taches purpuriques sur les membres, des râles sous-crépitants dans toute l'étendue des deux poumons; enfin l'enfant succombe dans le coma huit jours après son entrée à l'hôpital.

Observation XI

Due à l'obligeance de M. le Dr Katz, de Berlin, in *Deutsche medicinische Wochenschrift*, 1887, n° 48.

Diphthérie primitive de la caisse du tympan. Thrombose du sinus latéral et du sinus pétreux supérieur. Trépanation de l'apophyse mastoïde. — Mort (1).

Marguerite K., âgée de 7 ans, n'a jamais souffert auparavant de maladie de l'oreille, et n'a pas eu la scarlatine.

Vers la fin du mois d'août dernier elle fut atteinte d'une affection aiguë du poumon gauche. Dans les premiers jours de cette maladie apparut un écoulement indolent provenant de l'oreille droite, que l'on traita par des injections chaudes banales. L'inflammation pulmonaire se termina par une crise ; au bout de trois semaines l'enfant retournait à l'école. Il est vrai de dire que l'écoulement n'avait pas cessé, mais comme l'enfant ne s'en plaignait pas, la mère n'y avait pas attaché d'importance. Dans les premiers jours d'octobre l'enfant atteinte de douleurs intenses et subites, fut prise de frissons et de violents vomissements. Le 7 septembre on appela mon collègue A. Hoffmann, qui avait déjà institué le traitement. On combattit la fièvre et les vomissements par les moyens ordinaires ; pour l'écoulement de l'oreille on prescrivit des injections tièdes. Le 8 octobre pas de frisson, mais celui-ci reparut le 9 avec les vomissements.

10 octobre. M. Katz constate une otite suppurée moyenne perforante, avec écoulement fétide. La face externe de l'apophyse mastoïde n'est pas modifiée, pas d'œdème de la région, seulement un peu de sensibilité à la pression profonde, pas de paralysie faciale ni de modification pupillaire, fièvre intense, impossibilité de marcher seule, yeux particulièrement brillants, conservation de l'intelligence. L'audition a lieu à la distance de deux mètres lorsqu'on parle à haute voix, la patiente se plaint de douleurs violentes dans la région temporale. Le diapason placé sur le vertex, résonnait au dire de la malade, dans l'oreille saine. La trépanation de l'apophyse mastoïde immédiatement proposée fut refusée, on recourut alors à des applications énergiques de glace sur l'apophyse mastoïde, ce qui amena quatre jours de bien être. Cependant M. Katz ne croyait pas attacher d'importance à cette amélioration.

(1) M. Van Beclaere, a eu l'amabilité de nous traduire cette observation.

Trois jours plus tard (17 octobre) réapparition de la fièvre, de la céphalalgie, des vomissements avec grande hyperesthésie de l'ouïe.

Le 20. On pratique néanmoins le cisaillement de l'apophyse mastoïde, la malade conservant le sensorium intact, par une température de 40°,9 C., et 160 pulsations. Les symptômes constatés et l'absence de foyer firent porter le diagnostic d'empyème central de l'apophyse mastoïde. Comme il est d'expérience qu'on rencontre souvent surtout chez les enfants des symptômes cérébraux : éclampsie, vomissements perte de connaissance, etc , non seulement dans les inflammations du labyrinthe, mais aussi dans les inflammations de la caisse, avec ou sans participation de l'apophyse mastoïde, nous conservions encore dans ce cas le faible espoir que nous n'aurions pas affaire à des lésions secondaires du sinus latéral, des méninges ou de la substance cérébrale.

Dans ce cas, de même que dans beaucoup d'autres, on n'a pas observé ces symptômes qui figurent dans les traités : œdème de l'apophyse mastoïde, œdème de la région de la veine jugulaire interne. Ce n'est qu'à la suite d'une thrombose avancée du sinus qu'on observe une tuméfaction derrière l'apophyse mastoïde ou le long de la veine jugulaire, en même temps qu'une très grande sensibilité à la pression.

Lors de l'opération on constate que la peau, le périoste et la couche superficielle de l'os sont sains. A une profondeur de 3 millimètres, on tombe sur du pus fétide et de mauvaise nature et du liquide séro-fibrineux, analogues à ceux que l'on voit fréquemment dans les abcès glandulaires dus à une infection septique à la suite d'une diphthérie scarlatineuse du pharynx. Ce fait fut considéré comme un mauvais présage. La suite de l'observation expliquera pourquoi on trouva ici une aussi petite quantité de pus. Lavages du conduit fistuleux opératoire avec les injections désinfectantes.

Après l'opération, la température tombe de 40,4° à 37° C. L'apyrexie se maintient durant toute la journée suivante ; 24 heures plus tard le frisson réapparaît avec une température de 39,3°, le jour suivant la fièvre est toujours au-dessus de 39° et finalement la patiente meurt avec une température très élevée présentant les symptômes d'une pneumonie métastatique.

Autopsie. — La dure-mère est lisse, la pie-mère légèrement troublée sur la convexité du cerveau par des infiltrations jaunâtres; pas d'abcès cérébral, la paroi antérieure du sinus latéral est considérablement épaissie, celui-ci est rempli par un thrombus dense et consistant, ainsi que le sinus pétreux supérieur; le golfe de la veine jugulaire et la veine elle-même sont absolument libres. La dure-mère tapissant la face postérieure de la pyramide du rocher, est gris verdâtre, sans exsudat purulent. L'examen du temporal démontre l'existence d'une perforation de la membrane du tympan. La cavité de la caisse contient, au-dessus de l'articulation du marteau et de l'enclume, des masses blanches quelque peu semblables à de la cholestérine à cellules aplaties. La muqueuse de la caisse très *épaissie*, molle, gris noirâtre, a suivi la décomposition diphthérique. La diphthérie s'étend jusque dans l'ostium tympanicum mais non jusque dans le conduit cartilagineux; elle recouvre cependant la face interne du tympan. De petites particules détachées de la muqueuse par abrasion et examinées au microscope, m'ont présenté un exsudat fibrineux abondant dans lequel se trouvaient des détritus et d'abondants corpuscules lymphatiques. On n'a pas constaté de diphthérie de l'arrière-cavité, mais pendant les derniers jours de la vie on a noté de l'angine simple.

Observation XII

Zaufal. In *Arch. für Ohrenheilkunde*, XVII, p. 157, 1881.

Thrombose des sinus et méningite consécutives à un catarrhe chronique simple de l'oreille moyenne.

Il s'agissait d'un homme âgé de 27 ans qui souffrait depuis trois mois d'une otite moyenne catarrhale gauche. Il éprouvait de violents maux de tête d'abord à gauche, puis dans toute la tête. Il s'ajoutait à cela des frissons avec élévation de la température jusqu'à 40°; paralysie du moteur oculaire droit et ensuite du gauche, affaiblissement sensoriel, lié à une grande agitation, à une contracture de la nuque, et sopor. Enfin dénoûment mortel.

Autopsie. — On trouva une méningite purulente et une thrombose du sinus transverse gauche. La partie médiane du sinus sigmoïdien depuis le foramen jugulaire jusqu'à 2 centim. 5 vers la partie externe était complètement oblitérée par un thrombus ancien déjà organisé.

Le reste du sinus sigmoïdien et tout le sinus transverse gauche était rempli jusqu'au pressoir d'Hérophile par un thrombus plus récent, jaune rosé, qui adhérait assez fortement à la paroi du sinus; son centre était plus mou et même en un endroit il était décomposé en une masse purulente, et contenait les mêmes micro-organismes que le liquide de l'oreille moyenne. Aux points de contact du sinus thrombosé avec la paroi postérieure de l'apophyse mastoïde la dure-mère et l'os étaient rugueux, de nombreuses veines thrombosées sortaient des cellules pneumatiques (pneumatischen) pour aller dans le sinus, et au milieu du sillon sygmoïdien on trouva une perte de substance osseuse de forme ovalaire en contact immédiat avec la muqueuse tuméfiée des cellules mastoïdiennes et avec la partie correspondante de la paroi du sinus, et adhérant entre elles par l'intermédiaire d'un exsudat et de petits vaisseaux thrombosés. Et même, au point où le thrombus se désagrégeait, on voyait quatre veines du cerveau de la grosseur d'une plume de corbeau oblitérées dans une grande étendue par un thrombus. La muqueuse de la caisse du tympan de l'antre mastoïdien et des cellules mastoïdiennes était tuméfiée et gélatiniforme, et l'espace resté libre était rempli d'une sérosité transparente comme de l'ambre, et visqueuse. Cette sérosité présentait à l'examen microscopique des épithéliums desquamés, des globules sanguins et des masses de micro-organismes, mais sans aucune trace de globules de pus. D'ailleurs on ne trouva nulle part un foyer purulent auquel on aurait pu attribuer les graves lésions crâniennes. Il faut donc rapporter ces lésions aux micro-organismes trouvés dans l'oreille moyenne et constatés dans le thrombus en désagrégation et admettre une infection comme cause de la mort.

Observation XIII

Par le Prof. Bull. In *Schmidt's Jahrbücher*, p. 16, 1885.

Contracture particulière avec flexion des genoux dans un cas de thrombose du sinus latéral gauche causée par une infection bactérienne de l'oreille.

Un jeune homme âgé de 16 ans entra à l'hôpital le 10 juin 1885.

Rien dans les antécédents héréditaires ; lui-même s'était toujours bien porté. Quatre ou cinq ans auparavant écoulement purulent de l'oreille gauche.

Le 6 juin 1885 il se plaignit de maux de tête dans la région du front. Le patient devint apathique mais était surexcité quand on troublait son repos, il éprouva du délire, de la soif et des frissons sur tout le corps comme s'il était pris de froid.

A son entrée il avait les lèvres et les joues bleuâtres, il était couché sur le côté droit, gémissant, les jambes rétractées et les yeux fermés.

La respiration était pénible, précipitée, le pouls petit ; 120 pulsations par minute. La peau était très chaude et sèche, le bout du nez froid, les pupilles égales, de grandeur moyenne, paresseuses, langue sèche et saburrale. Les carotides battaient fort.

Lorsqu'on ramenait la cuisse contre l'abdomen il se produisait une contracture avec flexion du genou surtout à droite ; la contracture cessait lorsqu'on étendait la cuisse.

Aux interpellations le patient réagissait difficilement, mais il était très sensible lorsqu'on le touchait et il se plaignait de maux de tête. Fièvre modérée ; la fréquence du pouls et la respiration restaient les mêmes qu'à l'entrée du malade. Il était soporeux, il avait du délire et parfois des frissons généralisés. Évacuations involontaires. Mort le 23 juin.

Autopsie. — On trouva à la base du cervelet un épanchement séreux sous la dure-mère et des ecchymoses punctiformes sur les méninges ; sur le cerveau on découvrit une zone de coloration douteuse à la partie inférieure du lobe temporal gauche répondant à la partie pétreuse.

La moitié externe de la région pétreuse paraissait de couleur verdâtre à travers la dure-mère, et à cet endroit on trouva à la voûte du tympan (Tegmen Tympani) et sur la portion osseuse voisine une sérosité purulente, et de couleur chocolat. La voûte du tympan était ramollie, de couleur verdâtre et traversée par des fistules qui conduisaient dans la caisse du tympan remplie de la même sérosité puriforme ; dans la même cavité on trouva de petites esquilles ; les osselets avaient disparu ainsi que la membrane du tympan. La portion osseuse de la trompe d'Eustache présentait les mêmes altérations que la portion voisine de la caisse du tympan.

La partie du sinus transverse gauche située le long du rocher paraissait une teinte jaunâtre à travers la dure-mère, et était remplie de la même masse puriforme jusqu'au golfe de la veine jugulaire ; sur des parois se trouvaient des thrombus membraniformes, adhérents, gris verdâtres. La veine jugulaire gauche était remplie d'une masse purulente jaune verdâtre jusqu'au niveau de la clavicule ; sur ses parois on retrouvait les mêmes thrombus membraniformes. Pneumothorax et déplacement du cœur à droite.

Le poumon gauche plus petit d'un tiers que le droit montrait à sa surface des tubercules noirs ou rouge foncé ; sur une partie de ces tubercules on voyait des endroits verdâtres ou de couleur brunâtre. Dans les tubercules se trouvait une sérosité puriforme verte ou jaunâtre avec du tissu sphacélé entouré d'une couche de pus. Une branche de l'artère pulmonaire contenait à son entrée dans un de ces tubercules un petit bouchon brunâtre qu'on ne distinguait pas facilement du tissu environnant du tubercule.

Réflexions. — Dans ce cas le départ du processus morbide venait d'une infection bactérienne de l'oreille qui se propagea lentement par la partie pétreuse et causa la phlébite du sinus latéral avec thrombose secondaire. Les thromboses se ramollirent sous l'influence des bactéries et les thrombus infectieux pénétrèrent par la veine jugulaire jusqu'au cœur droit et par l'artère pulmonaire jusqu'aux poumons où ils causèrent la formation d'abcès, et enfin la perforation de la cavité pleurale et le pneumothorax. Les phénomènes cérébraux étaient causés par le trouble de la circulation veineuse avec légère hydrocéphalie externe. L'état du malade ne permit pas un examen attentif des poumons; seule la respiration fréquente et pénible et la cyanose pouvait indiquer une lésion pulmonaire, et les frissons généralisés déjà indiqués que l'on considérait comme des frissons de froid pouvaient indiquer des embolies et la pyohémie; cependant la courbe fébrile n'avait pas les caractères de la courbe de la pyohémie.

Observation XIV

In Thèse de Grenet.

Otite interne, thrombose du sinus latéral droit.

L..., 34 ans, journalier, entre le 3 avril 1861 dans la salle Saint-Athanas de l'hôpital de la Pitié, dans le service de M. Gendrin. Homme d'une force et d'une santé moyennes, il est atteint depuis l'âge de 14 ans d'un écoulement de l'oreille droite.

Quinze jours environ avant son entrée à l'hôpital, il vit cesser cet écoulement et en même temps il fut pris de courbature, de frissons, d'accès fébriles, phénomènes que le médecin appelé rattacha à une fièvre intermittente légère.

1er avril. — Frisson violent et délire. Le malade entre le 3 avril. Le soir, je le trouve étendu sur le dos, atteint d'un tremblement général et en proie à un accès fébrile qui disparaît une heure plus tard. Le faciès est altéré, un peu jaunâtre; le pouls fréquent, petit; poitrine normale, délire. Sangsues à la nuque.

Le 4. Ictère généralisé; sans douleur à la région du foie; le pouls a conservé sa fréquence, il est onduleux, creux. Rien au cœur; respiration rude, roideur des muscles du cou, subdelirium, plaintes. Le malade ne localise aucune douleur.

Le 5 et le 6. Pas de nouveaux frissons ; l'ictère se prononce davantage, le délire devient bruyant, exige l'emploi de la camisole, sputation, persistance de la roideur du cou, pouls plus fréquent, plus dépressible, respiration plus pénible. Mort le 7 avril.

Autopsie. — La calotte crânienne est saine, mais le rocher du côté droit, altéré, carié, se laisse pénétrer par le scalpel qui en extrait une matière jaune purulente.

Le sinus correspondant a une coloration brunâtre, ses parois sont épaissies, friables, enflammées.

Il est complètement bouché dans une étendue de 5 centimètres environ par un coagulum brunâtre et jaunâtre, peu consistant, semi-sanguin, semi-purulent.

Les méninges du même côté sont injectées ; le cerveau dont la surface paraît plus vasculaire, a seulement moins de consistance. A la surface et particulièrement au niveau des bords postérieurs des poumons existent des infarctus sanguins et de nombreux foyers métastatiques.

Le cœur est mou, le sang qu'il renferme est noir et fluide.

Le foie est jaunâtre et mou, le rein et la rate sont ramollis, la rate est augmentée de volume.

Observation XV

Par le Dr Gee, in *St Barth. Hos. Reports*, 1875, p. 75.

Otite interne. — Thrombose du sinus longitudinal supérieur et du sinus latéral gauche : gangrène du poumon.

Henri Flude, âgé de 15 ans, fut admis le 5 décembre 1874 à John Ward, dans le service du Dr Gee.

Nous apprîmes plus tard qu'il souffrait trois semaines avant son admission d'une douleur dans la tête. On l'apporta à l'hôpital parce qu'il était en délire.

6 décembre. Hier au milieu de son délire il voulut sortir du lit, il eut la diarrhée avec selles liquides et coliques. Lorsqu'il prenait des aliments par la bouche il les rendait par le nez.

Matin. T. 38,4°; P. 100; R. 30.

Soir. T. 40°; P. 114; R. 35.

Le 7. Sommeil mauvais; langue sèche; trois selles liquides, de couleur brunâtre; léger rash au niveau de la surface de flexion des bras et une ou deux taches sur le ventre. Elles ne disparaissent pas par la pression et ne sont pas saillantes. Il mange mieux, les aliments ne reviennent plus par le nez.

Matin. T. 38°,8; P. 105; R. 62.

Soir. T. 40°,5; P. 100; R. 30.

Le 8. Le malade ne s'est pas reposé la nuit et a eu du délire. Selles liquides et pulvérulentes; langue velue, blanche et humide. Pas de souffles au cœur.

Matin. T. 39°,4; P. 100. R. 30.

Soir. T. 37°,2; P. 100; R. 24.

Le 9. Sommeil, langue sèche et brunâtre, humide sur les bords.

Matin. T. 38°,5; P. 105; R. 36.

Soir. 39°,4; P. 120; R. 33.

Le 10. A bien dormi après prise de chloral. Même aspect de la langue trois selles. Il se plaint d'un mal de tête au front et d'une douleur dans l'hypocondre droit. Disparition du rash; strabisme convergent, pupilles égales; symptômes de méningite. Rate non tuméfiée. Râles muqueux à la base du poumon droit.

Le 11. Il s'est endormi après avoir bu 60 gr. de cognac. Langue propre et humide; mêmes selles.

Matin. T. 39°,4; P. 120; R. 39.

Soir. T. 38°,8; P. 120; R. 36.

Le 12. Nuit agitée sans délire. Douleur dans l'hypocondre droit. On sent la rate à l'inspiration; endolorissement de la base droite du thorax.

T. M. 39°,5.; P. 120, petit, filiforme. R. 57.

T. S. 39°,6; P. 123; R. 46.

Mort le 13 décembre.

On m'apprend que la veille de la mort, les évacuations étaient liquides, pulvérulentes, d'un brun clair et abondantes; elles avaient les caractères des évacuations de la fièvre typhoïde. Il n'y a pas eu d'otorrhée ni aucun signe d'otalgie pendant toute la maladie.

Autopsie, 29 heures après la mort. Emaciation cadavérique, aucune apparence extérieure de maladie. La calotte crânienne est d'une épaisseur anormale.

En ouvrant le sinus longitudinal, on y voit un caillot s'étendant du pressoir d'Hérophile au vertex. Ce caillot adhère à la paroi gauche du sinus, il est d'une couleur gris brunâtre et d'un aspect granuleux à disposition laminaire. Il envoie quelques courts prolongements dans les veines latérales.

Le cerveau enlevé est normal, ainsi que la pie-mère. Pas de caillot dans le sinus latéral droit, ni dans les sinus caverneux. Le sinus latéral gauche depuis le pressoir d'Hérophile jusqu'au niveau des cellules mastoïdiennes est rempli par un caillot adhérent mais plus gélatineux et plus foncé que celui du sinus longitudinal. A quelques centimètres du golfe de la veine jugulaire, le sinus est rempli d'une matière puriforme. La jugulaire interne est thrombosée à une certaine distance.

En remuant la portion pétreuse de l'os temporal, on trouve le méat externe rempli de pus. La membrane du tympan est perforée; les cellules mastoïdiennes contiennent du pus.

La plèvre contient environ deux litres d'un liquide trouble. La surface de la plèvre est rugueuse. A la partie postéro-inférieure du lobe supérieur du poumon droit se trouve une masse de tissu pulmonaire de couleur foncée, légèrement crépitante, molle et infecte. Le lobe inférieur contient trois noyaux semblables. Le reste du tissu pulmonaire est légèrement œdématié, la partie inférieure est atélectasiée.

Le poumon gauche présente des adhérences anciennes.

La rate est hypertrophiée et molle. L'estomac et les intestins sont normaux.

Observation XVI

Due à l'obligeance de M. le Dr Lancereaux. Recueillie par M. Delabrosse, externe du service.

Suppuration de l'oreille moyenne. — Carie du rocher. — Méningo-encéphalite correspondante. — Hémiplégie du côté de la lésion.

Le 7 février 1888, entre à la Pitié, salle Lorain, nº 17, dans le service de M. Lancereaux, la nommée Blanche T..., âgée de 33 ans, blanchisseuse, se plaignant d'une céphalalgie intense.

Père mort d'accident, mère morte de sénilité à 73 ans, sœur bien portante. Réglée à 14 ans, cette femme n'a eu qu'un enfant qui est bien portant; à 14 ans, au moment de la puberté, a éprouvé une douleur dans l'oreille gauche, un léger écoulement apparaissait chaque soir durant trois semaines.

Ensuite il y eut de ce côté une diminution de l'acuité auditive et de temps en temps réapparaissait un léger écoulement. Pneumonie à gauche il y a deux ans.

C'est le 17 janvier qu'elle a commencé à souffrir très vivement de l'oreille. La douleur s'irradiait à la gorge, aux yeux, au front, à la nuque surtout la nuit. Les douleurs sont beaucoup plus vives depuis trois jours. Insomnie absolue, voix complètement aphone. Toute la région mastoïdienne est tuméfiée et très douloureuse à la pression la plus superficielle. Il parait y avoir de la fluctuation bien que l'exploration en soit très difficile à cause de l'hyperesthésie de la région. Le sillon auriculo-mastoïdien n'est pas effacé. La malade ouvre très peu la bouche, elle réclame une intervention.

10 février. La malade est ce matin dans le coma, un chirurgien vient la voir, mais il a déjà refusé de l'opérer il y a quelques jours à cause du mauvais état général.

La malade est étendue sur le dos, les paupières closes, les lèvres légèrement entr'ouvertes, la bouche un peu déviée. Il y a quelques vésicules d'herpès, les dents sont sèches et serrées, le bras gauche étendu le long du tronc, les doigts semi-fléchis, le membre est raide. La jambe gauche est également étendue et raide, la malade la remue un peu quand on la pince, mais ne peut la soulever ; à droite les mouvements sont libres.

Le sillon naso-labial est beaucoup moins accusé que le droit, comme s'il y avait une paralysie faciale gauche.

Pouls régulier à 60. Incontinence d'urines : huit ventouses scarifiées à la nuque.

La mort arrive le 10 février à 3 heures du soir, après l'apparition de symptômes d'asphyxie, face bleuâtre, respiration stertoreuse.

Autopsie, le 12 février. — Le larynx est sain et dans les poumons on ne trouve ni tubercules, ni abcès métastatiques : à la coupe on remarque quelques petits points indurés.

Le cœur sans caillots, à surcharge graisseuse, pèse 290 gr.

Foie normal, 1900 gr. Rate 200 gr. Rein 140 gr. de couleur normale, se décortique mal.

A l'ouverture du crâne, après incision de la dure mère au niveau du lobe frontal gauche il s'échappe un flot de pus verdâtre, très épais, d'odeur infecte. A gauche la dure-mère épaissie est doublée du côté de sa face interne, de toute l'étendue occupée par l'épanchement purulent par une fausse membrane lisse à sa surface, peu adhérente, épaisse de deux à trois millimètres. Entre la dure-mère et les lobes frontal et sphénoïdal existe une vaste nappe purulente qui n'atteint pas le lobe occipital. La zone motrice de ce côté est recouverte d'un pus verdâtre et atteinte d'encéphalite; à la coupe la couche corticale est verdâtre. On trouve sur la dure-mère en détachant les méninges avec précaution à la partie antéro-supérieure du rocher, près de la portion écailleuse du temporal, une ouverture circulaire de la grandeur d'une lentille, c'est le point qui a permis au pus de se répandre sur la surface du cerveau. La dure-mère est très adhérente à l'os, il n'y a pas de collections formées par décollement de la dure-mère. Le pus formé par la carie du rocher s'est déversé directement par l'ouverture circulaire de la dure mère sur les circonvolutions cérébrales.

Les sinus sont intacts, sans congestion; congestion assez intense de l'hémisphère droit.

Les lésions osseuses sont très accentuées au rocher qui se disjoint de la portion écailleuse dans une légère traction.

L'oreille moyenne, les cellules mastoïdiennes détruites en grande partie sont remplies d'un putrilage épais et grisâtre. Vers l'angle antérieur formé par le rocher avec la portion écailleuse on aperçoit une ouverture irrégulière qui était en regard avec l'ouverture faite à la dure-mère. A la face externe de la portion écailleuse on ne voit pas de lésions osseuses très nettes, cependant le périoste s'en détache très facilement, et on remarque çà et là de légères érosions. L'apophyse mastoïde n'est plus représentée que par une coque osseuse excessivement mince, ce qu'il est facile de constater à l'aide d'une sonde cannelée introduite dans la cavité des cellules mastoïdiennes. Il n'y a pas de collection sous la [illegible], mais au niveau de la région mastoïdienne les tissus sont infiltrés.

Observation XVII

Par L. Katz. In *Revue générale de médecine*, 1884.

Thrombose du sinus latéral due à un cholestéatome du temporal.

Homme de 22 ans, éprouvant de la surdité, des douleurs dans le pariétal droit, et ayant un écoulement fétide par l'oreille droite, ainsi qu'une fistule sur l'apophyse mastoïde. Après avoir eu quelques jours de la fièvre, des frissons, de l'ictère, il meurt au milieu des symptômes de la septicémie.

Autopsie. — Le conduit auditif qui se continue sans limite de démarcation avec la muqueuse de la caisse, communique à sa partie postérieure, par une

BIBLIOTHÈQUE NATIONALE RF IMPRIMÉS

petite fistule, avec l'antre mastoïdien. La caisse du tympan remplie par un cholestéatome, est transformée en une vaste cavité irrégulière s'ouvrant largement dans l'antre mastoïdien qui a les dimensions d'une petite noix. Les cellules mastoïdiennes sont en partie détruites. La face postérieure du rocher offre une perte de substance, grosse comme un haricot, par laquelle la masse nacrée fait saillie. Le sinus latéral est plein de thrombus grisâtres qui s'étendent dans la jugulaire jusqu'à la hauteur du cou. L'apophyse mastoïde est réduite à une mince lamelle osseuse. Cerveau et dure-mère sains. Abcès pulmonaires multiples. Rate volumineuse.

Observation XVIII

Par L. Katz. In *Rev. génér. de méd.*, 1884.

Garçon [illegible] ans, convalescent d'une fièvre typhoïde. Il est admis à l'hôpital pour un écoulement purulent de l'oreille gauche, accompagné de gonflement œdémateux de l'apophyse mastoïde et de frissons répétés malgré l'incision mastoïdienne, il succombe 3 jours plus tard à la septicémie.

Autopsie. — Cholestéatome volumineux de l'apophyse mastoïde et de la caisse du tympan, qui a perforé l'os en arrière et causé une thrombose des sinus avec un peu de méningite basilaire. Le méat auditif externe était rétréci en forme de fente.

CHAPITRE III

AFFECTIONS DE LA BASE DU CRANE ET DE L'ORBITE

Thrombose du sinus caverneux.

Après avoir parlé des affections qui intéressent plus particulièrement soit le sinus longitudinal, soit les sinus latéraux, nous abordons celles qui se propagent aux sinus caverneux. Et en tête des lésions qui y déterminent la thrombose nous plaçons les affections ou manifestations de l'orbite. Les rapports des sinus caverneux avec les cavités orbitaires, leur communication avec la veine ophthalmique offrent une telle importance qu'on ne peut faire l'histoire de la thrombose de ces canaux collecteurs sans revenir à chaque instant aux signes cliniques que l'on observe du côté de ces cavités. Mais avant d'aborder la symptomatologie, nous allons donner un aperçu des autres causes de la thrombose des tissus caverneux.

Cette thrombose est plus rare que celles des autres sinus. Mais le grand nombre des affections qui lui donnent naissance, les curieuses manifestations qui peuvent la révéler à l'observateur, rendent son étude des plus intéressantes. Sans nul doute, le silence des livres classiques au sujet de cette affection tient à sa rareté. Cependant il existe une monographie due au Prof. Berlin dans le traité de Graefe et de Sœmisch. Wreden, de Saint-Pétersbourg, a écrit aussi sur ce sujet, et s'est efforcé d'établir une distinction entre la thrombose et la phlébite de ces sinus en s'appuyant sur le caractère permanent des symptômes de cette dernière. Mais dans son travail il exclut les thromboses par compression et ne considère que celles qui résultent d'une thrombose des sinus caverneux ; à propos d'un cas d'ophthalmoplégie résultant d'une thrombose des sinus caverneux (obs. XXI),

M. Coupland, de Londres, résume la question dans un mémoire paru en 1886 (in *Ophthalmological Society's Transaction*).

M. Coupland a bien voulu nous communiquer ce travail qui nous a été d'un grand secours pour cette partie de notre suj t. Nous y avons fait de larges emprunts et nous nous sommes quelquefois borné à en donner une simple traduction.

Au point de vue étiologique, nous diviserons, avec M. Coupland, la thrombose des sinus caverneux en trois groupes :

1° Thrombose primitive ou spontanée comprenant la thrombose marastique;

2° Thrombose traumatique,

3° Thrombose inflammatoire.

Les deux dernières variétés s'unissent entre elles, lorsque la thrombose suit la méningite traumatique.

1° *Thromboses cachectiques.* — Nous avons dit à propos de la thrombose cachectique que, dans quelques cas, la coagulation du sang qui commence d'ordinaire dans le sinus longitudinal, peut se continuer dans les sinus latéraux et même dans les sinus caverneux. Nous avons vu que, grâce à cette marche extensive de la maladie des sinus, M. Bouchut avait pu diagnostiquer la thrombose cachectique dans un cas où l'obstruction des sinus avait déterminé la thrombose des veines rétiniennes. Dans un cas rapporté par Heubner (*Arch. der Heilkunde*, 1868, p. 417) le caillot s'était même étendu jusque dans la veine ophthalmique et avait causé de l'œdème des paupières et de la dilatation des veines péri-orbitaires. Il s'agissait d'un tuberculeux atteint du mal de Bright, et il est vraisemblable que la cachexie dont il était atteint a été la cause principale des thromboses que l'on a trouvées à l'autopsie. Une observation de Huguenin, citée par M. Coupland, ne paraît pas moins se rapporter à ce genre de thrombose. Elle a trait à un enfant de 42 jours chez qui une thrombose des tissus caverneux suivit une diarrhée profuse et se manifesta par la cyanose de la moitié droite de la face, du ptosis, de l'exophtalmie du côté droit avec strabisme et congestion veineuse de la rétine du même côté. Dans les deux cas que nous avons cités, le sinus longitudinal était oblitéré en partie ou en totalité. Dans le fait de Heubner les deux sinus latéraux étaient aussi obstrués par des caillots adhérents et ramollis, dans celui de Huguenin, le caillot partant du sinus longitudinal s'étendait dans le sinus latéral droit, puis dans le sinus pétreux inférieur pour gagner le sinus caveraeux. L'existence de la thrombose cachectique des sinus caverneux ne parait donc pas douteuse. Cependant dans le fait de Huguenin, le défaut de symétrie dans la répartition des caillots, que l'on ne trouve que dans des sinus pairs du côté droit, est en contradiction avec la loi générale de von Dusch que nous avons déjà énoncée. Nous avons eu la bonne fortune de suivre une malade de la clinique de M. Galezowski qui nous parait avoir également présenté une thrombose cachectique des sinus caverneux. Il s'agit d'une albuminurique dont M. Galezowski nous a autorisé à publier l'observation. Celle-ci est intéressante à plus d'un titre, elle nous permettra de discuter le diagnostic. En dehors de ces quelques exemples et de quelques autres que nous ne pouvons rapporter, la thrombose cachectique des sinus caverneux est des plus rares.

Il y a des cas de thromboses primitives des sinus, dit M. Coupland, où non seulement on ne peut pas démontrer le marasme, mais où il est absolument exclu. M. Coupland en a publié un exemple (obs. XXXV) où il n'a trouvé aucune cause déterminante de l'obstruction du sinus caverneux. Le sinus longitudinal n'était pas pris, mais le sinus droit ainsi que les deux sinus latéraux étaient remplis de caillots. Cette symétrie ainsi que le mal de Bright dont souffrait le malade, permettent de considérer, à notre avis, ce fait comme un cas de thrombose primitive. Il n'en est pas de même dans d'autres observations comme celle de Knapp (obs. XXIII) où la thrombose était accompagnée de méningite et parait lui avoir été secondaire. Il faut en effet, se demander avec Knapp si cette méningite ne peut pas être primitive ou résulter elle-même d'une lésion osseuse que l'on n'aurait pas découverte.

M. Coupland avance, en effet, que la phlébite suppurative primitive est extrêmement rare et nous n'en avons pas trouvé d'exemple.

2° *Thromboses traumatiques.* — Nous avons un type remarquable de cette variété, dans l'observation de Jordan Lloyd (obs. XXVI) où on voit une fracture compliquée de la base du crâne amener une arachnitis et une thrombose. Nous avons déjà cité le cas de Pitha rapporté par Knapp (obs. XXIV) où une nécrose de la mastoïde, à la suite de coups de sabre, amena une thrombose du sinus latéral et du sinus caverneux et un ensemble de symptômes qui étaient semblables à ceux de l'otite moyenne. Dans le cas de Hulke (obs. XXXIII) et de Dowse (obs. XXVIII), il n'existait pas de lésion osseuse, mais il y avait dans celui de Hulke une méningite probablement secondaire.

3° *Thromboses inflammatoires.* — Le troisième groupe, le plus important des trois, nous arrêtera longtemps. Il comprend, en effet, tous les cas dans lesquels la thrombose des sinus caverneux est évidemment secondaire à une inflammation des parties plus ou moins directement en connexion avec les sinus. Pour être complet dans l'énumération des maladies productrices de cette complication intracrânienne, il faut comprendre d'abord celles qui causent la thrombose des autres sinus, car nous savons que l'inflammation du sinus longitudinal ou du sinus latéral, peut gagner le sinus caverneux en passant par les sinus pétreux. Il faut mentionner ensuite les lésions du voisinage qui intéressent directement les sinus caverneux : ce sont là deux origines diverses de la maladie localisée dans l'intérieur du crâne.

Les maladies qui se développent à l'extérieur du crâne causent encore plus fréquemment la thrombose des sinus caverneux. Les cavités de la face et des organes qui y sont contenus peuvent être, au même titre que les inflammations des parties molles périphériques, le point de départ des lésions qui se propageront jusqu'aux sinus. Mais comme la marche et les manifestations de la maladie ne se produisent pas de la même manière à la face et dans ses cavités, nous avons cru bon de les différencier dans la division des affections productrices de la thrombose des sinus caverneux.

Nous proposons donc la classification suivante :

1° *Affections intra-crâniennes.*

a) Inflammation d'un autre sinus.

b) Inflammation ou compression de voisinage.

2° *Affections extra-crâniennes.*

c) Des cavités orbitaire, nasale, buccale, pharyngienne, etc.

d) Des parties molles superficielles.

Affections intra crâniennes. — *a*) L'inflammation du sinus longitudinal supérieur, ou du sinus droit, peut s'étendre au sinus latéral et de celui-ci gagner le sinus caverneux en passant par les sinus pétreux supérieur ou inférieur. Parmi les cas où l'on a observé cette marche centrifuge de la maladie, nous citerons deux observations de Politzer, (nous rapportons l'une d'elles obs. XXXII), celles de Ogle, de Pitha (obs. XXIV), (*Brit. and. For. med. chir. Rev.* 1865, p. 514 et p. 20), de

Reimer (obs. LII) et enfin celle de Grenet (LVI). Il est inutile d'énumérer ici toutes les affections qui agissent dans ces sortes de faits puisque, à part le cas de Grenet sur lequel nous reviendrons dans l'étude des lésions de la jugulaire interne, il sagit d'otites ou de maladies diverses que nous avons déjà passées en revue dans les chapitres précédents. *b*) Toutes les affections qui siègent près des sinus caverneux peuvent y produire la thrombose, soit par inflammation soit par propagation directe. Knapp (obs. XXIII) accuse la méningite de la base du crâne ; Jordan Lloyd (obs. XXVI) une ostéomyélite du sphénoïde ; P. Raymond (obs. XX) une carie du sphénoïde, Potter (obs. XXII) une tumeur de la selle turcique comprimant le sinus caverneux.

Affections extra-crâniennes. — Nous revenons maintenant à l'ordre que nous avons adopté, en commençant d'abord par les affections de l'orbite pour nous arrêter successivement aux principales régions dont les lésions se compliquent de thromboses des sinus crâniens.

Affections de l'orbite.

Il faut distinguer dans cette cavité deux sortes d'affections pouvant produire la thrombose des sinus caverneux : 1° celles qui sont primitives ; 2° celles qui sont secondaires.

Affections primitives. — Ce sont celles qui se développent d'emblée, comme le phlegmon, l'ostéo-périostite ou la nécrose (cas de Pearson et Broadbent (obs. XXVII) Schwendt, dans une thèse que nous avons analysée (*Ueber Orbitalphegmone*, Bâle, 1882) a dressé une statistique de 44 cas de phlegmon orbitaire dont 17 auraient été primitifs ; sur ces 17 cas il y en eut 4 qui se terminèrent par la mort à la suite d'une propagation aux sinus, aux méninges ou à l'encéphale. Mais ces cas rapportés par lui comme idiopathiques ont eu une cause analogue à l'érysipède, c'est-à-dire une inflammation cutanée tout à fait localisée, propagée à l'orbite par les veines ou les lymphatiques et ayant un point de départ dans quelque lésion inaperçue et infectée de la région oculo-palpébrale. On connait en effet depuis les expériences de Huxley et d'autres auteurs, l'influence des micro-organismes sur le développement des maladies des yeux, comme le chalazion, l'onglet, la blépharite ciliaire, la conjonctivite purulente, et on sait aussi que ces agents peuvent envahir le tissu rétro-orbitraire, la veine ophthalmique et déterminer un phlegmon de l'orbite ou une phlébite de la veine ophtalmique qui pourra se propager aux sinus crâniens.

Nous ne nions pas l'existence des phlegmasies primitives des divers tissus contenus dans l'orbite et leur influence sur la détermination de la thrombose des sinus caverneux, mais nous ferons remarquer qu'à part le cas de Pearson, nous n'avons guère trouvé d'observation où la lésion primitive de cette cavité ait été démontrée d'une façon satisfaisante. Ainsi nous n'avons pas trouvé de lésions des sinus dans les phlegmons de l'orbite qui surviennent dans le cours d'une maladie infectieuse grave, comme la morve ou la fièvre puerpérale.

Affections secondaires. — La fréquence des affections secondaires de l'orbite, du phlegmon en particulier et surtout de la phlébite ophthalmique, doit, contrairement à celle des affections primitives, être considérée comme très évidente. Il nous suffira, en ce qui concerne le phlegmon, de citer parmi les divers cas que nous rapportons, celui de Sichel où à la suite d'un coup, un enfant de cinq ans fut pris d'érysipèle de la racine du nez et de la région sus-orbitaire; il se forma ensuite un phlegmon de l'orbite avec abcès multiples, qui amenèrent la mort; à l'autopsie on trouva du pus dans le sinus caverneux.

Leber a également rapporté un cas de phlegmon de l'orbite survenu après un léger érysipèle de la face et suivi de mort par méningite purulente et thrombose des sinus caverneux. Comme inflammation secondaire de l'orbite nous mentionnerons encore, en dehors de celles qui sont consécutives à l'érysipèle, comme dans les deux faits précédents, les phlegmons par propagation inflammatoire de voisinage sur lesquels nous reviendrons à propos des affections de la face, du nez, de la bouche, des dents, etc.

Mais, dans les cas de développement de thrombo-phlébite des sinus caverneux où on observe un phlegmon orbitaire, il semble que ce dernier soit sous la dépendance de la phlébite des veines de l'orbite; ce serait donc en quelque sorte un épiphénomène ou lésion secondaire produite sur le passage de l'infection qui traverse les veines de l'orbite pour aboutir aux sinus. Nous avons noté en effet que dans presque toutes les observations où d'abord on avait cru, avoir affaire à un phlegmon orbitaire aigu, comme dans notre cas (obs. XLIII), on n'avait pas trouvé de collections purulentes. A l'autopsie on avait uniquement constaté la présence de petits foyers purulents; isolés et disséminés çà et là dans les muscles et dans le tissu cellulo-graisseux. Ces petits points de suppuration paraissent bien résulter de la phlébite suppurée et être contenus en grande partie dans les réseaux veineux de l'orbite qui se jettent dans la veine ophthalmique. Il n'est donc pas étonnant que l'incision libératrice ne donne pas issue au pus dans des cas semblables.

Ces résultats nous amènent à considérer la phlébite des veines comme la cause plutôt que la conséquence des phlegmons orbitaires. Il est donc probable que ces derniers n'ont qu'une valeur restreinte dans l'étiologie de la thrombose des sinus caverneux.

Infection et voies de propagation. — Une importance capitale s'attache au rôle que jouent les veines orbitaires et surtout la veine ophthalmique à cause de leurs communications avec les veines péri-orbitaires et la faciale. Celles-ci sont en effet les voies principales que suivent les agents infectieux pour pénétrer jusqu'aux sinus. Dans la majorité des cas, ces agents intéressent les voies qu'ils traversent et l'on peut par suite se rendre compte du chemin qu'ils ont suivi. C'est ainsi que consécutivement aux lésions de la face, plaies septiques, érysipèle, furoncle, anthrax des lèvres, périostite alvéolo-dentaire, etc., on peut noter des phlébites successives de la faciale, de l'angulaire, de la veine ophthalmique et du sinus caverneux. Mais il faut bien savoir aussi que l'infection peut gagner les veines cérébrales, déterminer des abcès cérébraux ou la méningite purulente, après avoir passé par l'orbite sans cependant déterminer de phlébite ophthalmique et de thrombo-phlébite des sinus caverneux (obs. de Schüle XXXVI). M. de Wecker, après avoir déclaré que la transmission de l'infection par les veines orbitaires, paraît hors de doute, distingue, au point de vue clinique, trois modes de propagation de cette infection : « 1° La phlébite orbitaire peut en quelque sorte se circonscrire, au tissu orbitaire, déterminer comme M. Knapp (*Archir. f. Augenheilk* XIV, 3 p. 257) l'a démontré, surtout une thrombose des vaisseaux de la rétine, c'est-à-dire que l'infection semble revenir par ses effets à son point de départ, l'érysipèle facial.

« 2° L'infection partant d'un point périphérique, traverse en quelque sorte les veines orbitaires pour gagner les sinus sans provoquer un processus infectieux grave dans l'orbite même, et tuant pourtant par méningite infectieuse.

« 3° Dans les cas d'infection par métastase, la matière infectieuse peut être tout d'abord déposée dans l'œil, et de là gagner, comme M. Wagemoner (*Archiv.*, XXXIII, 2, p. 167) l'a démontré, la veine ophthalmique et les sinus.

Ainsi, une thrombo-phlébite des sinus crâniens pourra paraître se former d'emblée sans participation des tissus de l'orbite, alors que manifestement les agents septiques seront venus du dehors et passés par cette cavité (obs. XXX). Inversement, la cavité orbitaire pourra être intéressée, une méningite se former à la suite d'un érisypèle de la face par exemple, sans que la veine ophthalmique et les sinus soient oblitérés. M. Panas a présenté à la Société de chirurgie en 1873, une observation offrant ces particularités. Dans ce cas, il y avait une dégénérescence marquée du nerf optique, qui expliquait suffisamment l'amaurose observée pendant la vie ; les tissus étaient très indurés dans l'arrière-cavité de l'orbite, le nerf optique y était entièrement englobé et il fallut le sculpter, pour ainsi dire, afin de l'isoler. Mais ce qu'il y a de surprenant dans ce fait, c'est qu'au milieu d'une telle altération des tissus, la veine ophthalmique bien que rétrécie était restée perméable et ne contenait, ainsi que le sinus caverneux, aucune trace ni de coagulation, ni de suppuration.

Nous sommes déjà revenu à plusieurs reprises sur l'observation de Pitha et nous avons signalé les cas de Politzer et d'autres auteurs qui prouvent abondamment que l'infection peut suivre une marche rétrograde ou centrifuge. Mais en dehors de ces cas exceptionnels où une lésion marquée, comme une otite, indique bien le point de départ des micro-organismes qui iront déterminer une thrombophlébite des sinus caverneux et des veines ophthalmiques, il faut se garder de croire trop facilement à cette propagation centrifuge de la thrombose sur les veines ophthalmiques. Dans les notes qu'il nous a remises M. de Wecker à s'exprime ainsi : « Il ne saurait être nié que la phlébite orbitaire peut prendre son origine du côté de la cavité crânienne quoique cela doive être la très grande exception et que sans devenir en réalité elle-même le siège d'altération grave, les veines de l'orbite peuvent avoir été le chemin vers lequel s'est insinuée la matière infectieuse. Comme nous l'avons déjà fait observer les phénomènes inflammatoires peuvent faire défaut pour l'orbite pendant cette période de transmission au sinus, tandis que le retentissement de la phlébite et de la thrombose des sinus répercuté sur les veines ophthalmiques, fait alors seulement ressortir l'imminence du danger. Donc une lésion insignifiante du tégument de la face et du cuir chevelu peut faire éclater une méningite lorsque le souvenir de cette légère inflammation est déjà effacé et ainsi s'expliquent certaines méningites en apparence spontanées ». M. de Wecker termine la question de la propagation de l'infection en ces termes : « Nous devons, en l'absence d'une transmission métastatique où l'œil se prend tout d'abord et d'un retentissement si rare par voie centrifuge, presque toujours songer, lorsque nous avons affaire à une phlébite orbitaire, à une infection par voie directe, par les veines ou les voies lymphatiques ».

Telles sont les idées nouvelles que nous possédons sur ce sujet et qui découlent directement de la théorie microbienne. Mais il faut déclarer que sur ce point les recherches bactériologiques sont restées incomplètes ; aussi souhaitons-nous avec M. de Wecker, qu'on fasse la démonstration de la présence de micro-organismes infectieux qui, d'un point déterminé, se sont propagés par la voie périphérique jusqu'à la veine ophthalmique et aux sinus.

Une dernière question reste à examiner à propos de la propagation des agents infectieux : comment se fait-il qu'une lésion insignifiante de la face par exemple détermine une thrombose de la veine ophthalmique et des sinus, tandis que des affections éminemment virulentes, comme le sont la pustule maligne ou les plaies infectées des paupières, ne causent pas plus souvent ces terribles complications ? Ne sommes-nous pas surpris, par exemple, de la gravité de cette simple égratignure par coup d'ongle qui, dans un fait présenté par Doyen à la Société anatomique en 1884, détermina une thrombose de la veine faciale, de la veine ophthalmique et des sinus. Il ne s'agissait pas de pustule maligne méconnue ni d'érysipèle, ni de furoncle, mais d'une petite écorchure produite par un simple coup d'ongle. Nous n'avons pu nous procurer la relation de cette intéressante observation : mais nous savons qu'il y avait exophthalmie double, de l'œdème de la face et des paupières et tous les signes de la thrombose des sinus caverneux.

Au contraire, dans une autre observation publiée par M. Bouilly (*Gazette des hôpitaux*, 1885), nous voyons un phlegmon péri-orbitaire survenir à la suite d'une piqûre de la paupière supérieure faite avec un fragment d'os mort. La veine ophthalmique ne fut pas atteinte l'inflammation s'étant propagée par la voie lymphatique, comme l'a prouvé la présence de l'engorgement ganglionnaire développé très rapidement derrière l'angle de la mâchoire. Dans le premier cas, la mort succède à une plaie éloignée de l'orbite, dans le second, il y a infection locale et la guérison se produit. Pourquoi ces différences dans l'évolution et la gravité des maladies ?

M. de Wecker l'attribue à des anomalies des veines de la région périorbitaire : « Ce sont ces diversités de dispositions anatomiques, écrit-il, qui nous rendent compte pourquoi fort heureusement les inflammations infectieuses de la peau de la face, fréquentes encore, ne sont que fort exceptionnellement suivies de phlébite orbitaire, pourquoi la phlébite se localise dans certains cas dans l'orbite, tandis qu'elle rayonne dans d'autres promptement sur les sinus, et enfin pourquoi la symptomatologie présente une fluctuation si notable dans la marche ». Et en un autre endroit, il explique de cette façon la phlébite que E. de Iseger a vue succéder à une injection de morphine à la tempe ; que de Græle a vue à la suite d'une injection avec rupture du conduit lacrymal. Il est certain que la coïncidence des plaies septiques avec certaines anomalies anatomiques, comme la communication plus directe des veines faciales avec la veine ophthalmique supérieure, peut faciliter cette propagation de l'inflammation infectieuse, comme le pense M. de Wecker. Mais nous nous demandons s'il ne faut pas attribuer une importance plus grande, du moins dans bien des cas, à cette virulence de la substance infectieuse « qui, d'après M. de Wecker, jurerait avec la bénignité et le peu de durée des phénomènes infectieux du côté de la peau de la face ou de la muqueuse des narines ». Car, comme nous l'avons déjà fait remarquer, en dehors des conditions de terrain propre à leur action, les agents septiques ont encore besoin de se trouver en nombre suffisant de telle sorte que, suivant les cas, ils agiraient d'une façon toute différente et avec une rapidité plus ou moins grande. Ainsi l'on sait, par exemple, que le microbe de la septicémie des souris inoculé en faible quantité, ne déterminera qu'une lésion locale, un abcès par exemple, tandis que s'il est inoculé en plus grand nombre il produira une intoxication générale. Ce sont là, il est vrai, des notions fort nouvelles qui se rattachent à des expériences encore récentes, mais qui nous permettent cependant de donner une autre explication de la plus ou moins grande gravité de l'infection des plaies.

Dans son cours de cette année, M. Bouchard a longuement insisté sur ce point, et a prouvé que le nombre de micro-organismes, agents de l'infection, importait pour la gravité des lésions qui tantôt restaient localisées tantôt se propageaient rapidement. Nous nous garderons bien d'insister sur ce point, et nous considérons que les raisons données par M. de Wecker à propos des anomalies veineuses péri-orbitaires doivent être prises en considération dans la pathogénie des thromboses de la veine ophthalmique et du sinus caverneux.

Symptomatologie.

Les signes précurseurs de la thrombose des sinus caverneux varieront évidemment suivant le siège de la lésion primitive. Nous savons en effet que les affections qui donnent naissance à cette maladie peuvent être intra-crâniennes, orbitaires ou extra-orbitaires, c'est-à dire qu'il existe trois processus pathologiques distincts.

Nous noterons donc à des périodes diverses les troubles cérébraux, tels que la céphalalgie, le délire et tous les autres signes qui font craindre une complication des si. .

Lorsque l'affection primitive siège dans le crâne ou reste inconnue, ce sont les troubles cérébraux qui apparaissent avant les signes d'obstruction veineuse (cas de Pitha, de Knapp. Corazza.) C'est une céphalalgie plus ou moins violente, une douleur intense dans la tempe comparable à une névralgie (cas de Romiée), une névralgie localisée au filet sus-orbitaire ou au niveau du nerf nasal externe (cas de Raymond et de Coupland), ou bien dans le cas de lésions primitives de l'appareil auditif, ce sont de vives douleurs pouvant occuper une moitié de la tête et quelquefois des signes de méningite : somnolence, cris nocturnes, comme chez le petit malade de Reimer. Lorsqu'il s'agit de tumeur cérébrale, la céphalalgie peut être localisée au sommet de la tête et au front, comme dans le fait de

Potter, et précéder de plus d'un an l'apparition de l'exophthalmie et des autres symptômes consécutifs à la compression des sinus caverneux. Mais d'ordinaire dans les thromboses inflammatoires franches, les accidents se succèdent rapidement en l'espace de quelques jours et bientôt on observe du côté de l'orbite des troubles caractéristiques. Les troubles résultent de deux ordres de lésions bien distinctes : les uns dépendent de *l'obstruction de la circulation veineuse en retour* et comprennent l'œdème des paupières, l'exophthalmie et le chémosis; les autres sont dus *à la compression nerveuse* qui s'opère au niveau des sinus caverneux enflammés et renferment le ptosis des paupières, le strabisme, la paralysie des muscles moteurs de l'œil et la paralysie de la pupille. Ces symptômes sont facilement expliqués par l'existence d'une thrombo-phlébite des sinus caverneux. Les premiers, il est vrai, ne sont pas caractéristiques de cette lésion, puisqu'on les rencontre aussi dans les oblitérations de ces canaux ou des veines orbitaires, dans les cas de compression par une tumeur inflammatoire ou non. Aussi sont-elles fréquentes dans les phlegmons de l'orbite parce que l'induration inflammatoire des tissus de l'arrière-cavité de l'orbite s'oppose au retour du sang.

Quant aux symptômes liés aux lésions des nerfs, on peut facilement les rattacher à la thrombo-phlébite. On sait, en effet, que les parois des sinus caverneux sont parcourues d'arrière en avant par quatre nerfs qui sont le moteur oculaire commun, le moteur oculaire externe, le pathétique et l'ophthalmique de Willis. Or il est certain que si ces branches nerveuses sont atteintes par l'inflammation des parois du sinus qui les contient, il en résultera des troubles dans le fonctionnement des parties qu'elles innervent. La névrite du nerf oculo-moteur commun permettra de se rendre compte de la chute de la paupière supérieure ou ptosis, des modifications constatées du côté de la pupille, des troubles de l'accommodation, et aussi le strabisme externe comme dans les cas de Reimer, de Hugenin. Et dans ces derniers cas, on peut penser à la persistance de l'action du nerf pathétique et oculo-moteur externe qui paraissent au contraire intéressés dans les observations identiques à celles de M. Coupland Castelneau et Ducrest, (in *Mémoires de l'Académie royale de méd.*, 1864), de Raymond et de Ogle.

Dans d'autres faits il semble y avoir paralysie complète des muscles de l'œil (obs. de Romiée, de La Personne, de Butruille, de Knapp).

Cette paralysie complète pourrait être invoquée au même titre que dans la paralysie du nerf moteur oculaire commun comme cause de l'exophthalmie.

M. Coupland dans un cas qui lui appartient (obs. XXI) pense que l'exophthalmie était due précisément au relâchement des muscles paralysés de l'œil et base cette opinion sur l'absence complète d'œdème des paupières et des autres signes de l'obstruction veineuse. Nous croyons que cette explication peut être soutenue, mais nous ferons remarquer que ce symptôme était très peu marqué dans ce cas et que le compte rendu de l'autopsie ne fait pas mention de l'état de la veine ophthalmique.

Sans rejeter complètement cette théorie de l'*exophthalmos* ou du *proptosis* comme l'appellent encore les auteurs anglais, nous croyons plutôt que l'apparition de ce signe est la conséquence d'un obstacle mécanique à la circulation veineuse en retour dans le fond de l'orbite. Nous donnerons pour raison les variations que subit cet exophthalmos. Nous notons en effet dans plusieurs observations, que ce signe diminue ou disparait complètement pour reparaître ensuite en même temps que les autres signes de l'obstruction veineuse, lorsque celle ci varie d'intensité. Il faut en conclure que, œdème des paupières, exophthalmie et chémosis sont sous la dépendance d'une même cause. Ce qui le prouve encore, c'est que, malgré l'exophthalmie, les mouvements de l'œil peuvent rester intacts comme dans le cas de Jordan Lloyd.

Le *Ptosis* qui peut être dû à une lésion du nerf moteur oculaire commun est un des symptômes les plus communs de la maladie. On le trouve cité dans presque toutes les observations, mais il pourrait y avoir une cause d'erreur si on attribuait toujours ce symptôme à une lésion nerveuse. La fréquence de l'œdème qui ne fait guère défaut que chez les malades comme celui de Jordan Lloyd, peut en effet, lorsqu'il est exagéré, amener la chute de la paupière supérieure. Aussi faut-il distinguer ce ptosis par œdème du ptosis d'origine nerveuse.

Les *modifications de la pupille* ont une grande importance et doivent faire penser d'ordinaire à une complication cérébrale. Il est à noter qu'au début on remarque quelquefois un rétrécissement de la pupille, suivi bientôt d'une dilatation progressive qui peut devenir considérable (obs. XIX, cas de Romiée). Sur 15 observations où l'état de la pupille est indiqué, nous en trouvons 10 où l'iris est dilaté et paresseux, dans les 5 autres cas, il y en a deux où il est légèrement contracté et d'autres où il reste tout à fait inactif. Nous ferons remarquer que le malade de Wreden, qui guérit d'ailleurs, ne présentait pas de symptômes pupillaires, mais il avait de la parésie du droit externe. Les particularités qu'offre le cas de Wréden, nous amènent naturellement aux signes que l'on pouvait prévoir dans l'altération de l'ophthalmique de Willis : névralgie du nerf sus-orbitaire, épiphora photophobie réflexe et troubles trophiques observés dans d'autres faits où la cornée et la conjonctive étaient intéressées. Après avoir passé en revue tous ces troubles de l'innervation, il convient de faire observer que ceux-ci ne sont pas pathognomoniques d'une thrombose et qu'une méningite purulente de la base peut également les produire (obs. de James Russell).

Un point important dont nous n'avons pas encore parlé, c'est l'obstruction de la veine centrale de la rétine. Cette thrombose se révèle à l'ophthalmoscope par le gonflement des veines de la rétine qui sont plus ou moins tortueuses et plus ou moins gorgées de sang. On peut aussi voir de l'œdème de la papille, ou même les signes de l'hémorrhagie rétinienne qui expliquent suffisamment les troubles de la vision (cas de Dowse, obs. XXVIII). Mais somme toute, la thrombose rétinienne est assez rare parce que la veine centrale, avant de se jeter dans le sinus caverneux, offre un système veineux disposé en réseaux (Festal) qui lui permet de s'unir aux veines voisines et par conséquent de bénéficier d'une circulation collatérale. Il n'en est pas moins conseillé de pratiquer l'examen ophthalmoscopique dans les cas où l'on soupçonne une thrombose du sinus caverneux.

Un fait remarquable, fréquemment observé après la constatation de la plupart de ces symptômes du côté d'une orbite, c'est leur apparition rapide du côté de celle qui était restée intacte. Dans l'espace d'une nuit ou de quelques heures, les signes unilatéraux deviennent bilatéraux, il y a d'abord double chémosis, puis exophthalmie et œdème des paupières, lorsque toutefois il est permis de constater la formation successive de ces différents symptômes qui peuvent apparaître tous à la fois. Le trouble apporté à la circulation de l'orbite à la suite de celui qui existe déjà dans celle qui a été primitivement atteinte, est expliqué par l'anastomose qui existe entre les deux sinus caverneux et qui est représentée par le sinus circulaire ou intercaverneux.

Le thrombus se propage par l'intermédiaire de ce sinus anastomotique, d'un sinus caverneux à l'autre et cause dans lesecond, la même obstruction que dans le premier.

Le passage de l'affection d'une orbite à l'autre, s'opère presque toujours au milieu de symptômes cérébraux qui sont l'indice de cet envahissement progressif. Il est curieux de remarquer que parfois l'œdème des paupières, l'exophthalmie et le chémosis, diminuent d'une façon sensible dans une orbite, tandis que ces mêmes signes augmentent progressivement dans celle qui vient d'être prise secondairement. C'est sur cette diminution des signes de l'obstruction veineuse que Leber s'appuie pour distinguer la thrombose proprement dite de la phlébite des sinus, car, selon lui, les symptômes de cette dernière ne présenteraient pas la même variation et auraient plutôt un caractère de stabilité.

Lorsque dans un processus différent, les lésions, au lieu de partir de la cavité crânienne, siègent, comme c'est l'ordinaire, à l'extérieur ou dans une cavité de la face, on n'observe tout d'abord que les symptômes propres à chaque affection particulière, puis si une orbite est envahie, on peut constater comme dans notre cas, les signes de l'obstruction veineuse de l'orbite avec apparition de symptômes cérébraux et enfin les mêmes signes du côté de l'autre orbite. On assiste ainsi aux diverses phases de la progression de la maladie inflammatoire. Ici ce ne sont plus les symptômes cérébraux et les troubles nerveux qui ouvrent la scène mais le plus souvent les troubles mécaniques dus à la phlébite de la veine ophthalmique ; le délire peut bien apparaître à peu près en même temps parce que les lésions peuvent se propager rapidement sans subir de temps d'arrêt, mais le coma et les troubles graves, qui le précèdent sont consécutifs.

Quel que soit le point de départ de l'affection primitive, la thrombose dans la majorité des cas finira par être bilatérale après avoir commencé d'un seul côté. M. Coupland, sur 22 cas, a trouvé 13 thromboses bilatérales. Il fait remarquer que les signes primitifs peuvent diminuer ou disparaître du côté où la lésion a commencé. C'est ce caractère transitoire des symptômes qui constitue pour le Prof. Berlin la différence entre l'inflammation de l'orbite et la thrombose des sinus caverneux.

Diagnostic.

Autant il est facile de faire le diagnostic de la thrombose des sinus caverneux et des complications cérébrales lorsque les manifestations sont bien tranchées et séparées de celles d'autres affections, autant il est difficile de se prononcer parfois, tant à cause de la diversité des symptômes qu'à cause de la complicité des affections qui s'unissent. Ainsi il peut être impossible de distinguer une méningo-encéphalite d'une thrombo-phlébite.

Dans les observations identiques à celles de Raymond, de Reimer, et à la nôtre, MM. Panas, Reimer, Duret, ont pu porter un diagnostic certain parce que les deux orbites avaient été prises successivement et que des symptômes cérébraux avaient du reste précédé ou accompagné cet envahissement secondaire. Cette marche est caractéristique de la thrombose des sinus caverneux et ne doit laisser aucun doute sur la nature de l'affection devant laquelle on se trouve.

Mais au début, lorsque la thrombose est limitée à un seul sinus, que les troubles veineux sont localisés à une seule orbite, on peut penser à un *phlegmon orbitaire* ou à une *phlébite de la veine ophthalmique* sans pouvoir toujours affirmer l'existence d'une thrombose des sinus.

Voici ce que dit Schwendt à propos du diagnostic différentiel de la thrombo-phlébite et du phlegmon de l'orbite : « Aussi longtemps que les symptômes cérébraux font défaut, il n'y a pas un seul signe de diagnostic différentiel, comme M. Berlin le fait remarquer, pour distinguer la thrombo-phlébite ophthalmique du phlegmon de l'orbite, excepté lorsqu'on peut voir ou sentir des rameaux veineux thrombosés à la joue, au front, après l'apparition d'un furoncle de la lèvre, de la joue et des paupières (v. cas de Warlemont). M. Thiébault a bien essayé autrefois (1847), de différencier le phlegmon orbitaire aigu de l'ophthalmie phlébitique. Dans la phlébite ophthalmique la motilité du bulbe de l'œil doit être normale et la vue doit être conservée ; dans le phlegmon, il doit y avoir au contraire immobilité et cécité, et c'est en effet la règle. L'immobilité du globe a bien été observée dans les cinq cas de Thiébault, mais il est démontré suffisamment depuis que dans beaucoup de cas les inflammations des veines ophthalmiques sont accompagnées d'une inflammation du tissu cellulaire de l'orbite. Il s'ensuit que la mobilité du bulbe est limitée de même que l'acuité visuelle est diminuée (cas de Castelnau, Poland, Sichel, Leber), nous n'avons donc aucun moyen pendant la vie de distinguer les deux affections ».

Ainsi donc il n'est souvent pas possible de se rendre compte de l'envahissement de la veine ophthalmique et par suite de la lésion probable du sinus caverneux, qui est en connexion directe avec cette veine.

La phlébite ophthalmique du reste n'annonce pas une propagation de la lésion au sinus caverneux correspondant. Nous avons analysé toute une série d'observations, comme celles de Dubreuil (*Gazette hebdomadaire*, 1863), de Gely, de Nantes (phlébite des veines extérieures du crâne, de la face et de l'orbite. (*Arch. génér. de méd.*, 1837), et de Hermann Schmidt (*Archiv. für Ophthal.*, 1877), où il y avait eu phlébite des ophthalmiques sans lésions des sinus caverneux et où la mort était survenue par infection purulente. Chose curieuse, le pus contenu dans les veines était limité en arrière du côté des sinus caverneux par un caillot protecteur qui les isolait du côté du foyer inflammatoire. Dans le cas de Dubreuil, le pus pénétrait cependant dans la partie antérieure du sinus caverneux, mais il y avait en arrière un caillot obturateur. Ces faits sont instructifs parce qu'ils montrent bien qu'en dehors des signes précis que nous avons indiqués pour le diagnostic de la thrombo-phlébite des sinus, la reconnaissance de la phlébite ophthalmique quand elle est possible, ne suffit pas pour croire à la lésion des sinus. Chez le malade de Gely, avec l'œdème des paupières et le chémosis conjonctival on avait noté du délire et des accidents cérébraux. Chez celui de Dubreuil la phlébite des deux veines frontales était manifeste, les deux orbites étaient intéressées et c'est à peine si une partie des sinus était lésée. Chez le malade de Schmidt on trouvait du pus dans la veine ophthalmique et ses moindres petites branches veineuses, des collections purulentes dans les muscles de l'œil et dans le tissu cellulo graisseux de l'orbite, des abcès dans la paupière supérieure et avec de telles lésions de voisinage, les sinus restaient intacts et il n'y avait même pas trace de méningite. Durant la vie on avait noté du chémosis, de l'exophthalmie, de l'œdème des paupières, de l'immobilité de l'œil et comme signe cérébral du délire. Toutefois nous ne croyons pas que le coma, si fréquent dans la thrombo-phlébite des sinus, ait été constaté dans ce dernier cas.

Indépendamment du phlegmon qui en impose parfois pour une thrombo-phlébite du sinus caverneux, il faut savoir que la plupart des tumeurs de l'orbite peuvent simuler une phlébite de la veine ophthalmique et par conséquent faire craindre l'envahissement du sinus correspondant. M. le Dr Tillaux a observé, l'an dernier, dans son service de l'Hôtel-Dieu, un cas de sarcome de l'orbite à marche aiguë qui présentait la plupart des symptômes de la phlébite ophthalmique, mais au bout de quelques jours il lui fut permis de reconnaître l'existence d'une tumeur dont il fit l'ablation après extirpation du globe oculaire. L'examen histologique révéla que l'on avait affaire à un sarcome; du reste, comme M. Tillaux nous l'a appris depuis lors, l'affection récidiva et le malade ne tarda pas à succomber. On trouvera dans la thèse de Gaillard, la relation de cette observation. Le fait intéressant à retenir dans ce cas, c'est la *rapidité de l'évolution néoplasique* et par suite l'apparition soudaine des signes de l'obstruction veineuse. Deux symptômes principaux manquaient pour maintenir le diagnostic de phlébite : la fièvre et l'absence de symptôme cérébral. L'absence de fièvre est suffisante en effet pour écarter dans des cas semblables, toute idée de phlébite de l'ophthalmique ou des sinus, et le défaut de trouble cérébral doit aussi faire penser à l'intégrité du sinus; enfin, l'état général n'est pas non plus l'un de ceux qui accompagnent ordinairement les affections encéphaliques.

Il faut donc compter avec les surprises que peuvent causer au clinicien les affections de l'orbite.

Mais les affections qui siègent du côté du sinus lui-même rendent aussi parfois le diagnostic très difficile. Supposez par exemple une compression s'exerçant brusquement sur le sinus caverneux et vous pourrez observer tous les signes de la thrombose sans que celle-ci existe réellement. D'ordinaire les choses ne se passent pas ainsi parce qu'il est rare de constater une aussi grande rapidité dans la formation des tumeurs de la selle turcique ou des parties voisines de la base du crâne. Ainsi, il est rare d'observer de l'exophthalmie dans le cas d'anévrysme intracrânien de l'artère ophthalmique. Quand un tel anévrysme se développe *graduellement* affirme Sattler (Manuel de Græfe et de Sæmisch, vol. 6, p. 87), il peut comprimer complètement la veine ophthalmique et le sinus caverneux sans produire de signe d'obstruction veineuse et de pulsation dans l'orbite. Dans aucun des cas d'anévrysme de l'artère ophthalmique ou de la carotide interne, où l'on ait pu faire l'autopsie, jamais on n'a observé de symptôme de compression veineuse, du proptosis ou du gonflement pulsatif de l'orbite, quoique dans plusieurs cas la tumeur anévrysmale obstruait complètement le sinus caverneux (Jordan Lloyd). Cela tient au développement graduel de la tumeur qui laisse à la circulation collatérale le temps de s'effectuer.

En revanche, une thrombose du sinus caverneux peut simuler d'une manière surprenante tous les signes principaux de l'anévrysme. Nous rapportons le cas curieux de Hulke où il fut permis de constater ces singulières manifestations déterminées par la thrombose (obs. XXXIII). Hulke explique de la façon suivante les signes qu'il a observés : le sinus caverneux tuméfié comprimait l'artère carotide interne contre le sphénoïde, et il est probable que cet os a servi de conducteur aux bruits produits par le rétrécissement du calibre de l'artère, et si bien perçus durant la vie.

L'exophthalmie était due à l'obstruction du sinus caverneux ; quant aux battements constatés dans l'orbite ils se produisaient par le mécanisme suivant : à chaque systole le sang arrivait par les artères sans pouvoir s'écouler dans le système veineux, et comme les parois osseuses empêchaient la distention du globe oculaire, celui-ci était projeté en avant.

Il nous reste maintenant pour terminer la question du diagnostic à dire un mot de la malade de M. Galezowski (obs. XXXIV).

Nous pensons qu'il s'agit ici soit d'une thrombose cachectique soit d'une infiltration séreuse de l'orbite ou exophthalmos cachectique. Ce qui nous fait dire qu'il y a eu envahissement des sinus caverneux, c'est que les symptômes observés du côté de l'œil gauche se sont montrés à droite en l'espace d'une nuit et que cette répétition des mêmes signes effectuée en un si court espace de temps est une des caractéristiques de la thrombose d'un sinus se propageant à l'autre par le sinus circulaire. Mais ce qui nous fait hésiter c'est que les symptômes cérébraux manquaient, il n'y avait ni délire, ni fièvre et l'état général permettait à la malade de venir de très loin à la clinique ophthalmologique. Peut être serait-il plus rationnel d'admettre qu'il s'agit tout simplement d'une infiltration séreuse des tissus de l'orbite. La malade est cardiaque et albuminurique, elle a depuis longtemps déjà de l'œdème des membres inférieurs et nous venons d'apprendre qu'elle est prise d'œdème des mains. Ce qui donnerait une certaine vraisemblance à cette hypothèse c'est que les signes d'obstruction de l'orbite ont disparu à peu près complètement pour reparaître dernièrement au moment où l'infiltration séreuse apparaissait en d'autres points du corps.

Les faits ne sont pas du reste en désacord avec cette opinion. Nous lisons dans le *Traité des tumeurs de l'orbite* de Demarquay, la relation d'un cas qui a quelque analogie avec le précédent. Demarquay le donne comme un exemple d'exophthalmos cachectique. L'observation en a été rapportée par Fischer, en 1859, dans les Archives de médecine ; il y est question d'une infiltration séreuse du tissu cellulaire de l'orbite constatée à l'autopsie d'une albuminurique qui avait présenté durant la vie de l'exophthalmos, de la bouffissure des paupières et un chémosis séreux. Ce dernier symptôme a disparu après la mort. On trouvait en même temps une infiltration générale très avancée, ascite, hydropéricarde, hydrothorax, etc., mais il n'y avait pas d'obstacle mécanique du côté de l'orbite, ni du côté des méninges. La malade de M. Galezowski a eu de l'iritis à un moment donné mais elle n'a pas présenté les symptômes de *l'irido-choroïdite* qui pourrait d'après Schmidt (*Arch. ophthal.*, 1872, p. 28) dans les cas d'exophthalmie unilatérale produire les mêmes manifestations que la thrombose du sinus caverneux.

Observation XIX

Par H. Romiée, de Liège. *Rec. d'opht.*, 1879.

Exophthalmie double. — Thrombose des sinus caverneux.

Je suis appelé, le 4 juillet 1879, auprès de madame D...

Elle est âgée de 32 ans, elle a eu trois enfants ; son tempérament est manifestement lymphatique. Je ne trouve dans ses antécédents rien qui mérite d'être signalé. Depuis une huitaine de jours, elle souffre d'une légère céphalalgie qui a son siège principal vers le front ; depuis deux jours, elle a perdu tout appétit, et elle se sent affaiblie au point de tenir le lit. L'œil droit est légèrement proéminent, avec un bourrelet chémosique peu prononcé et une injection périkératique assez marquée, l'acuité visuelle est normale ; la pupille comparée avec celle de l'œil gauche, est rétrécie ; les mouvements oculaires sont conservés. Le bord de la paupière supérieure offre une certaine tuméfaction.

L'interrogatoire, pas plus que l'examen des organes (cœur, etc.), ne me permet de découvrir la cause de cette exophthalmie.

En présence de ces symptômes on pourrait croire à l'inflammation de la capsule de Tenon, si la paupière était intacte ; mais la tuméfaction de la paupière et le rétrécissement pupillaire me fait craindre une maladie plus sérieuse. Aussi je crois de mon devoir de prévenir M. D. de la gravité probable de l'état de sa femme.

Je prescris des frictions mercurielles périorbitaires, du calomel à doses purgatives, et des applications émollientes sur l'œil.

Le 5 juillet, j'apprends que la malade a eu des selles abondantes. La tuméfaction des paupières de l'œil droit est prononcée au point que la malade ne peut plus l'ouvrir ; cette tuméfaction a envahi le front. Je dois écarter les paupières pour examiner l'œil qui proémine davantage et qui a ses mouvements beaucoup moins faciles et plus limités, la pupille est modérément dilatée. A l'ophthalmoscope je constate une dilatation des veines, mais il n'y a pas d'œdème péripapillaire. L'examen des parois orbitaires ne me donne aucun résultat. La peau est chaude et le pouls à 108. Traitement : huit sangsues à l'apophyse mastoïde droite, les faire couler longtemps. Sulfate de quinine, 15 centigr. toutes les deux heures. Continuer les frictions mercurielles et les applications tièdes. Dans le cas possible où un abcès se serait formé derrière le globe oculaire, j'enfonce profondément un couteau de de Graefe le long du muscle droit externe ; cette ponction amène un petit écoulement de sang.

Le 6. La saignée locale a été abondante ; la malade a assez bien dormi, elle dit ne plus éprouver de maux de tête, et ne pas avoir d'appétit. La peau reste encore brûlante, le pouls est tombé à 92. La tuméfaction des paupières et du front n'a pas diminué, la paupière supérieure est couverte de phlyctènes ; le globe oculaire proémine un peu plus et est devenu complètement immobile ; le chémosis est considérable et rouge ; la pupille est fort dilatée ; la vision de cet œil est abolie.

L'œil gauche devient saillant ; il offre une injection périkératique sans chémosis ; la pupille est modérément dilatée ; les paupières sont tuméfiées et rougeâtres vers leur bord libre. Pas de douleur à la pression.

Le diagnostic n'est plus douteux et nous devons être en présence d'une *thrombose des sinus caverneux*.

Je renouvelle la ponction de l'orbite, mais le résultat est le même que celui de la veille.

Le même traitement est continué, et de nouveau huit sangsues seront appliquées derrière chaque oreille.

Le soir, je retrouve la malade à peu près dans le même état. La protrusion de l'œil droit a plutôt diminué; mais celle de l'œil gauche devient plus marquée, le chémosis est développé.

Le 7. L'œil gauche est dans le même état que l'œil droit. Les quatre paupières sont très tuméfiées et violacées. Le front jusqu'à la racine du cuir chevelu est œdématié et offre également une teinte violacée. Pour procéder à l'examen des yeux, il faut écarter les paupières, ce qui se fait même assez difficilement. Ils sont immobiles, la pupille énorme ne percevant plus même la lumière, et entourés d'un chémosis rouge vineux considérable.

L'état général reste le même; la malade parle facilement et se plaint seulement de ne pas voir.

Ces phénomènes sont constatés par M. le Dr Borlée, qui, en approuvant le traitement, propose de scarifier les chémosis. Quoique n'ayant dans ce moyen, surtout lorsque l'affection siége ailleurs que dans les conjonctives et lorsque la cornée n'est nullement exposée, que peu de confiance, je pratique les scarifications qui ne peuvent avoir ici aucun effet nuisible. Les autres prescriptions seront continuées et une nouvelle application de sangsues aux apophyses mastoïdes est ordonnée. La malade prend un peu de lait et de bouillon. Le soir, je ne constate aucune modification dans l'état de madame D. Je prescris un purgatif salin.

Le 8. L'œdème du front et des paupières persiste, il s'étend à la racine du nez et à la lèvre supérieure. Les globes oculaires sont tels qu'ils étaient hier. Le mouvement fébrile est léger, la peau est encore sèche et le pouls est encore plein et à 92; les réponses de la patiente sont faciles; elle se plaint de points douloureux dans la poitrine. Notre examen du cœur et des poumons ne nous révèle rien à noter.

Nous prescrivons une nouvelle émission sanguine modérée. Le soir, la malade me paraît dans les meilleures conditions générales. En effet, plus de fièvre, peau normale, pouls assez mou et à 68. J'examine le fond des yeux qui n'offre qu'une dilatation assez notable des veines rétiniennes. Quant aux yeux, aux paupières, au front et à la lèvre, ils conservent le même vilain aspect.

Le 9. La protrusion de l'œil droit a considérablement diminué, mais l'œil gauche est entouré d'un chémosis encore plus considérable que les jours précédents ; les paupières sont très tuméfiées et l'œdème a gagné toute la face gauche. La face droite est peu œdématiée : toute la figure est violette. La fièvre a reparu, la peau est brûlante, et le pouls est plein et rapide ; la malade répond plus difficilement aux questions que nous lui adressons, elle est comme somnolente. Aucune paralysie des membres.

Nous prescrivons de nouveau des sangsues et nous faisons continuer les autres remèdes (frictions mercurielles, applications émollientes, quinine).

A ma visite du soir j'apprends que nos prescriptions n'ont pas été suivies.

Le 11. Nous retrouvons la malade dans le coma ; elle ne comprend plus rien, elle ne semble plus entendre. L'œdème des paupières a diminué, la protrusion des globes oculaires est moindre, la face gauche encore tuméfiée est paralysée ; mais la couleur de la figure a changé ; la teinte violacée a fait place à la pâleur ; les lèvres moins gonflées sont presque blanches. Lorsque je veux relever les paupières pour découvrir les globes, la patiente cherche à écarter mes mains. Le pouls est petit et d'une fréquence excessive, la peau est sèche et brûlante. La malade n'accepte plus même un peu d'eau. Nous prescrivons un lavement purgatif et des granules d'aconitine. Le soir, on nous informe que le lavement a été administré et qu'on n'a pu faire prendre que trois granules. L'état s'est encore aggravé depuis le matin : la respiration est devenue difficile, la peau est moite, le pouls ne peut plus être compté. Madame D. meurt quelques heures plus tard.

Observation XX

Par P. Raymond, interne des hôpitaux. *Soc. anatomique*, 8 mai 1885.

Carie du sphénoïde. — Méningite. — Thrombose des sinus caverneux. — Exophthalmie double rapide.

Julien (Marie), 40 ans, ouvreuse, entrée le 15 avril 1885, salle Sainte-Monique, service de M. Moutard-Martin.

Le 9 avril, la malade ressentit à la région temporale gauche et dans le côté correspondant de la tête des douleurs très intenses qu'elle appelle névralgiques. En même temps frissons violents avec claquement des dents pendant cinq heures, courbature, etc. Le lendemain, dit elle, la paupière supérieure du côté gauche couvrait l'œil, les douleurs persistaient avec de la fièvre, inappétence, lorsqu'il y a trois jours (le 12) sa paupière se tuméfie davantage ; elle a des brouillards devant cet œil.

A l'entrée de la malade on constate de l'œdème palpébral supérieur et de l'œdème de la région temporale ; les douleurs ont la même intensité. Chémosis séreux surtout en dedans, amaurose complète de l'œil gauche ; légère exophthalmie, les mouvements de l'œil gauche se font mal, surtout du côté de l'abduction, il semble qu'il y ait un peu d'immobilisation du globe.

Cette femme est maigre, un peu jaune, mais n'a jamais été malade. Ses urines contiennent une notable quantité d'albumine.

Le 16. Les phénomènes ont augmenté ; douleur à la pression au niveau du grand angle de l'œil sur le trajet du nasal externe. Immobilisation complète de l'œil gauche. L'œdème de la région temporale s'étend à une grande partie de la face. M. Panas qui voit la malade, diagnostique une thrombose de la veine ophthalmique et du sinus caverneux. Il constate un léger œdème de la papille avec gonflement des veines.

Le 17. L'œil droit se prend. Chémosis séreux tout autour de la cornée. Protrusion du globe en avant, œdème de la paupière ; la malade se plaint de brouillards devant les yeux ; l'acuité visuelle diminue : tendance à l'immobilisation du globe. Température très élevée. Les douleurs paraissent s'être un peu calmées. Pas de délire, pas de convulsions, aucune hyperesthésie, pas de coloration anormale de la peau, quelques mouvements de carphologie, grand abattement, incontinence d'urine. Dans la nuit, le coma survient, mort le 18 avril à 8 heures du matin avec une température de 41°.

Autopsie. — Méningite suppurée de la base depuis les lobes antérieurs jusqu'au bulbe. Compression portant sur le chiasma et les nerfs optiques surtout à gauche. Le sinus caverneux gauche est dans un état de putrilage où il est impossible de reconnaître quoi que ce soit. La glande pituitaire est en bouillie et présente une odeur infecte. Dans le sinus caverneux droit, on trouve un caillot fibrineux de coloration jaune brunâtre, dû manifestement à la thrombose. Les nerfs optiques sont peut-être un peu injectés. Rien d'anormal dans l'artère carotide ni dans ses branches. Le tissu cellulaire de l'orbite paraît sain.

On constate une carie portant sur le corps même du sphénoïde et sur la selle turcique, s'étendant davantage à gauche.

Aucune lésion viscérale, pas de tubercules dans les poumons. Il y a un peu de congestion rénale, mais l'examen microscopique ne montre pas trace de néphrite.

Observation XXI

Par le Dr Sidney Coupland. In *Ophthalmic review*, 1886, p. 335.

Ophthalmoplégie dépendant d'une thrombose des sinus caverneux.

Une femme de quarante-trois ans souffrant de symptômes cérébraux avec ophthalmoplégie latérale fut admise à l'hôpital de Middlesex dans le service du Dr Sidney Coupland, le 10 mars 1886. Sa santé avait toujours été bonne antérieurement ; et, à part son père et un frère morts, dit-on, de tuberculose pulmonaire, il n'y avait pas d'autres accidents héréditaires. Aucun signe de syphilis. En janvier et en février elle avait été à l'hôpital Moorfields dans le service de M. Hulke.

D'après les notes de M. Gay voici les symptômes que l'on avait remarqués durant cette période. La maladie avait débuté par une exophthalmie du côté gauche avec ophthalmoplégie externe incomplète et douleurs dans la région sus-orbitaire ; les mêmes symptômes avaient ensuite apparu du côté droit sans produire de modification ophthalmoscopique distincte.

Quatre mois avant l'apparition de ces troubles oculaires la malade avait eu des maux de tête et de la surdité à gauche ; dans la suite survinrent la paralysie de l'iris, du strabisme et du ptosis gauche.

Quand elle fut admise à l'hôpital Middlesex elle se trouvait dans un état de somnolence profond, mais montrait son front lorsqu'on lui demandait où elle souffrait. Facies hébété ; aucune dilatation des veines péri-orbitaires ou faciales, aucun œdème des paupières. L'exophthalmie, très marquée des deux côtés, était accompagnée de ptosis surtout à droite. L'œil droit restait tout à fait immobile ; le gauche était légèrement mobile en dedans. Les pupilles étaient immobiles, dilatées, surtout à droite ; les conjonctives insensibles, injectées surtout à gauche. A l'ophthalmoscope, on ne découvrait ni névrite optique, ni gonflement des veines du fond de l'œil. La sensibilité cutanée du côté gauche de la face, comparée à celle du côté droit est diminuée, mais pas tout à fait abolie. Pas de paralysie faciale. Surdité dont on ne peut déterminer le degré. Pas d'otorrhée ; un peu de dysphagie. Langue non déviée ; bras demi-fléchis ; légère rigidité. Les jambes étaient flasques, mais les mouvements étaient encore contrôlés par la malade. Réflexe plantaire absent à droite, léger à gauche. Le réflexe rotulien ainsi que le réflexe abdominal et épigastrique manquaient des deux côtés. La sensibilité de la moitié inférieure du corps était diminuée ; il y avait en outre incontinence d'urine.

Le jour suivant survint une contracture des mucles du cou, par suite de laquelle la tête se trouva tournée à gauche et fixée dans cette position. La malade poussait des cris de douleur lorsqu'on la bougeait.

Cette contracture persista jusqu'à la mort qui eut lieu dans le coma le 12 mars, trois jours après l'entrée de la malade. Quelque temps auparavant la conjonctive gauche devint le siège de chémosis.

A l'*autopsie* on trouva une inflammation récente de la pie-mère et de l'arachnoïde à la base du cerveau ; pas de tubercules. Le corps pituitaire était hypertrophié. Les sinus caverneux, transverse et circulaire étaient obstrués par des masses caséeuses, et par des caillots anciens et décolorés. Les sinus pétreux étaient vides. Les ventricules cérébraux étaient distendus par de la sérosité. Le cerveau lui-même était sain et il n'existait aucune lésion des os du crâne ou de l'oreille interne, de sorte que la cause de la thrombose reste inconnue.

Observation XXII

Par Potter. *Brit. med Journ.*, 12 janv., 1884.

Cas de tumeur de la partie antérieure du cerveau avec exophthalmie.

Femme de 29 ans. Depuis 18 mois elle se plaint de malaise, de céphalalgie et de lassitude. Depuis six mois exophthalmie. La malade ne se plaint que d'une céphalalgie continuelle, localisée dans le sommet de la tête et le front. Le 27 novembre sa vision se trouble à gauche, à l'ophthalmoscope on constate que le disque optique est taché, les veines flexueuses. Mort le 5 décembre.

Autopsie. — La selle turcique est remplie par une tumeur lobulée adhérente à la dure-mère et s'étendant sous la base de l'hémisphère cérébral antérieur du côté droit qu'elle déprime. Le chiasma des nerfs optiques et la bandelette optique droite ont été envahis par la tumeur.

Observation XXIII

Par Knapp. In *Archiv. f. Ophthal.*, 1868.

Thrombose du sinus caverneux et de la veine jugulaire droite. — Exophthalmie par œdème de l'orbite. — Altération de la rétine.

Le nommé N. Pfeffermann, âgé de 30 ans, entra à la clinique médicale de Würzburg, le 22 novembre 1863. Jusque-là il avait joui d'une bonne santé. Quatre jours avant son entrée, sans cause apparente il eut un frisson violent, élévation de la température, céphalalgie violente surtout à droite, épistaxis, vomissements, et à la suite de cela une grande lassitude. Ces phénomènes s'accrurent chaque jour et à son entrée à la clinique il présentait les symptômes suivants : le patient est un homme de grandeur moyenne, bien bâti, bien musclé, son teint est coloré ; température 40°,5 ; pouls 104, dur et plein. La paupière droite est flasque, procidente et paralysée devant l'œil en proptosis. La pupille est très dilatée et ne réagit pas à la lumière. Le patient ne peut pas mouvoir le globe de l'œil ; tous les muscles de l'œil semblent paralysés ; acuité visuelle très diminuée. Le malade prétend voir amoindries les grandes lettres qu'on lui montre. La conjonctive est gonflée et rouge. L'œil gauche est moins mobile qu'à l'état normal, sa pupille est petite, cependant elle ne réagit pas à la lumière. En parlant et en riant le patient montre un visage de travers, d'où il suit que le côté droit semble paralysé ; l'odorat et le goût sont fortement diminués, la langue est déviée à gauche ; le patient entend bien et n'a ni écoulement d'oreille ni aucun signe anormal de ce côté. Les muscles de la nuque sont rigides et douloureux ; l'examen du poumon et du cœur ne révèle rien d'anormal ; la sonorité et la respiration étaient bien conservées. Le patient est un peu somnolent, mais il répond bien aux questions qu'on lui pose. On porta le diagnostic de méningite de la base : début par un frisson, élévation de la température, céphalalgie intense, vomissements, inégalité des pupilles, somnolence, apparition paralytique (ptosis, immobilité de l'œil, parole hésitante). *Pronostic* mortel. Traitement antiphlogistique énergique : laxatifs (calomel, rhubarbe), vessie de glace sur la tête, diète absolue ; on évite toute excitation lumineuse.

Le lendemain le patient est déjà arrivé à la période de dépression cérébrale. Il est indifférent pour son entourage, ne répond à aucune question; pas de dyspnée. L'œil gauche est paralysé à son tour et sa pupille assez dilatée reste immobile. La cornée de l'œil droit qui est encore plus saillant est fortement injectée et infiltrée de sérosité; un enduit gélatiniforme recouvre la partie visible du globe oculaire. Le pouls est de 104 à 88. La température de 40°,5 à 39°,8. Rien d'anormal à la poitrine et au cou.

Le malade meurt le lendemain matin avec tous ces symptômes et de plus une paralysie générale, sans avoir recouvré connaissance.

Autopsie, faite par M. le Prof. Förster. — Le crâne est d'épaisseur moyenne; dans l'espace sous-arachnoïdien on trouve un liquide abondant et clair comme de l'eau. Le liquide qui se trouve dans les fosses crâniennes est clair et jaunâtre. Les sinus caverneux sont remplis par des caillots mous, analogues à du pus. Le tissu cellulaire qui se trouve autour de la glande pituitaire et le long du clivus jusqu'au grand trou est infiltré d'une sérosité purulente, épaisse et trouble. Cette infiltration sanguino-purulente s'étend depuis la selle turcique jusqu'à la fente orbitaire supérieure, principalement à droite. Les deux yeux sont saillants, les paupières, surtout la droite, sont œdématiées. La capsule de Tenon infiltrée de sérosité est épaissie et dure. L'artère ophthalmique et les plexus veineux de l'orbite sont vides et sans altération. On ne constate aucun altération des muscles des yeux et des globes oculaires. La substance corticale est compacte, non congestionnée. Les ventricules contiennent quelques gouttes d'un liquide transparent. La pie-mère est injectée de sang et fortement infiltrée.

On trouve dans les deux poumons de nombreux et petits infarctus plus ou moins bien délimités; quelques-uns de ces infarctus sont rouge foncé, les autres sont jaune rougeâtre et en train de subir la transformation purulente. Dans les artères pulmonaires on trouve des caillots fibrineux récents. Les plèvres sont infiltrées par place par des exsudats jaunâtres.

Dans la veine jugulaire interne du côté droit on trouve un thrombus ancien, mou, en train de subir la transformation purulente et en continuité inférieurement avec un caillot sanguin foncé; rien dans les autres parties du corps.

Le diagnostic anatomique est le suivant : Thrombose des sinus caverneux et de la veine jugulaire du côté droit, infarctus métastatique du poumon.

Observation XXXIV

Par Pitha. Cas rapporté par Knapp, in *Archiv. f. Ophthal.*, 1868, t. XIV, 1re p., p. 220.

Coups de sabre sur la voûte du crâne, thromboses des sinus, exophthalmie bilatérale. — Mort.

Un hussard âgé de 26 ans reçut quatre coups de sabre sur le côté gauche de la tête.

Ces coups intéressèrent l'os par place mais on ne put découvrir de fracture ou de fissure. Après le 4e coup il perdit connaissance et resta dans cet état pendant deux jours. Le pouls tomba à 45 pulsations par minute ; les plaies se cicatrisèrent rapidement et ne suppurèrent que dans les points où les os étaient atteints, mais le pus était de bonne nature Au 12e jour apparut sur les plaies une couche de couleur vert jaunâtre qui disparut au bout de 2 jours de traitement :

Au 27e jour, violente douleur dans l'oreille gauche durant la nuit. Les ganglions de la nuque sont gonflés et douloureux. Le lendemain crachats teintés de sang, rhonchus dans le poumon gauche; avec la sonde on pénètre par les plaies sur une partie raboteuse de l'apophyse mastoïde.

Le 28e jour, frisson violent suivi d'une température très élevée ; pouls, 112.

Les jours suivants les manifestations pneumoniques continuent, il y a une grande prostration. Fièvre typhique, augmentation du volume de la rate, diarrhée, délire, perte de connaissance, collapsus et ictère. Au 45e jour, le bulbe droit est saillant et tendu, la pupille est fixe et légèrement dilatée. La cornée est terne ; léger œdème des conjonctives ; cécité absolue, à droite.

Le lendemain matin on observe les mêmes symptômes du côté de l'œil gauche. L'œdème des conjonctives augmente et occupe la région orbitaire, il s'étend même à gauche jusqu'à l'angle de la mâchoire inférieure. La mort arrive au 46e jour.

Autopsie. — Les plaies de la tête sont toutes guéries, excepté la quatrième. A la racine de l'apophyse mastoïde se trouve une perte de substance de la grosseur d'une fève résultant d'un éclatement de la table externe. Le fond de cette plaie osseuse est couvert d'un pus gris et d'un exsudat à fines granulations jusqu'au delà de l'émissaire de Santorini dont l'ouverture est recouverte de la même couche d'exsudat. La voûte crânienne, la dure-mère, la pie-mère contiennent du sang en quantité normale.

Le cerveau est complètement sain. Sur les parties de la dure-mère qui revet la fosse sphénoïdale gauche on trouve une mince couche d'exsudat; l'hypophyse est entourée d'un pus sale. Le sinus sygmoïdien, les sinus pétreux, le sinus de Ridley et les deux sinus caverneux jusque vers la veine ophthalmique sont gorgés d'un pus épais jaunâtre. Les sinus de même nom du côté droit, de même que les deux veines ophthalmiques sont thrombosés, et ne contiennent que çà et là un pus épais. Les autres sinus sont en partie vides ou contiennent du sang liquide. On constate une pneumonie lobulaire et purulente des deux poumons; à droite pleurésie purulente. Le foie et la rate sont augmentés de volume. L'examen des yeux révéla une thrombose complète des veines ophthalmiques sans ramollissement jusqu'au globe de l'œil.

Observation XXV

Par Fener. In *Wiener Medizinische Presse*, 1875, p. 394.

Ostéo-périostite du temporal, phlébite des sinus. — Inflammation rétro-bulbaire résultant d'une phlébite de la veine ophthalmique.

Etienne N., 54 ans, adonné à la boisson, se présenta à la clinique le 4 août 1874. *Commémoratifs* : trois semaines auparavant il était tombé dans la rue, mais depuis huit jours seulement il a remarqué un gonflement de la région temporale gauche, l'œil lui-même n'est atteint que depuis hier.

Aspect rougeâtre de la peau de la région temporale gauche, avec apparence de fluctuation ; on sent difficilement le rebord orbitaire.

Gonflement des paupières, chémosis avec légères ecchymoses, exophthalmie, le globe oculaire est douloureux à la pression en arrière.

L'espace lymphatique de Tenon est gonflé comme une vessie autour du globe oculaire. A part cela l'œil est extérieurement normal.

Diagnostic : Périostite de la région temporale et du rebord orbitaire avec inflammation rétro-bulbaire consécutive.

Incision verticale en avant à partir de l'artère temporale superficielle, écoulement de pus. Une sonde introduite permet de sentir l'os dénudé ; introduction d'une mèche. Le malade refuse d'entrer à l'hôpital.

Le 7, le malade revient, depuis la veille il était complètement muet, il comprend les paroles, mais répond par gestes. La plaie bouchée est ouverte de nouveau et un pus fétide s'en échappe. Température élevée. Cette perte de la parole fait penser à une méningite; on se demandait si le phlegmon oculaire était consécutif à la périostite, d'autant plus que la température était plus élevée que la première fois; entrée à l'hôpital.

Le 8, incision à la partie supérieure du globe oculaire dans la capsule de Tenon. Le chémosis disparut. Le patient peut balbutier.

Le 9. On avait constaté une exophthalmie notable de l'œil droit et par conséquent la méningite. Le malade ayant été transporté du service ophthalmologique à la clinique chirurgicale, il jura et injuria tout le monde; il conserva l'usage de la parole durant toute la journée.

Le lendemain repos dans lequel il resta jusqu'à sa mort qui arriva le 12 août.

Autopsie. — Entre le muscle temporal et le crâne foyer purulent plat s'étendant en haut jusqu'à la racine de l'apophyse zygomatique.

Cette collection s'étend en arrière du muscle temporal jusqu'au condyle de l'articulation temporo-maxillaire et se termine par une infiltration purulente des muscles (muscle ptérygoïdien externe). Le tissu cellulaire de la troisième branche du trijumeau est infiltré de pus qui s'étend par le trou ovale jusqu'à la cavité crânienne. On trouve dans le sinus caverneux un pus jaune verdâtre, le ganglion de Gasser est infiltré de la même façon et le pus s'étend d'un côté dans le sinus circulaire de Ridley et dans le tissu cellulaire qui l'entoure et par la selle turcique jusqu'au sinus caverneux droit. De l'autre côté le sinus pétreux supérieur ainsi que la partie du sinus sigmoïdien où se jette le sinus pétreux, sont remplis d'un thrombus ayant subi la dégénérescence purulente; enfin le pus pénètre dans le tissu cellulaire carotidien par un trajet large d'un millim. jusqu'à l'ouverture externe du canal carotidien en laissant l'artère intacte.

Rien du côté de l'oreille interne, mais trajet purulent de la grosseur d'une plume d'oie dans le trajet du tissu cellulaire de l'orbite. En les ouvrant on constate qu'ils répondent au trajet de l'artère ophthalmique et à ses branches. Ce thrombus purulent s'étend d'un côté dans la veine sus-orbitaire et frontale, de l'autre côté dans la veine angulaire.

A droite les branches orbitaires sont aussi obstruées par du pus; les branches sus-orbitaires et frontales contiennent un thrombus mou et rouge, tandis que dans la veine angulaire le thrombus est purulent.

Jugulaire gauche remplie par un thrombus rouge et mou.

Jugulaire droite intacte.

Coloration jaune verdâtre de la partie écailleuse du temporal, principalement à sa face interne, et mince couche de pus entre l'os et la dure-mère qui est fortement injectée et couverte à sa face interne d'un exsudat épais.

Sang liquide à la partie antérieure du sinus longitudinal avec un peu de fibrine sèche. Dans ce même sinus on trouve à partir du milieu de la suture longitudinale un thrombus mou et transformé en pus à sa partie médiane. Ce thrombus se continue dans les veines gauches qui se jettent dans ce sinus. De même le *pressoir d'Hérophile* est rempli par le même thrombus. Mince couche de pus sur la pie-mère gauche qui n'est pas infiltrée ni adhérente.

L'insula et les circonvolutions frontales montrent une surface normale.

L'examen microscopique ne fait pas découvrir de microbes ni dans le foie, ni dans les reins, ni dans le poumon.

Diagnostic : Ostéo-périostite, à la suite d'un traumatisme, avec phlébite du sinus caverneux, du sinus pétreux supérieur, sygmoïdien gauche, ensuite de la veine ophthalmique gauche et de ses branches, du sinus circulaire, du sinus caverneux droit, avec pachyméningite et méningite purulente, encéphalite superficielle de la circonvolution frontale inférieure gauche et de la partie inférieure du cricus centralis ; thrombose de la veine méningée, du sinus longitudinal, et de la veine jugulaire interne gauche ; catarrhe bronchique avec pneumonie lobulaire.

Ce qui rend ce cas particulièrement intéressant, c'est l'apparition de l'aphasie avec persistance de l'état normal de l'insula et le retour de la parole.

Observation XXVI

Par Jordan Lloyd. In *Ophth. review*, 1884, p. 325.

Cas de proptosis par thrombose des sinus caverneux, anévrysmes de l'artère carotide interne et de l'artère basilaire par périartérite suppurative ; mort ; autopsie (1).

J. C., garçon de 10 ans, fut admis à Queen's Hospital le 26 septembre 1883, pour une épistaxis rebelle (incoercible).

Trois jours avant son admission un camarade lui donna un coup de règle sur le crâne et cogna sa tête plusieurs fois à terre. Autant qu'on a pu le con-

(1) Nous devons à notre ami White, la traduction de cette observation.

trôler, il ne perdit pas connaissance au moment même, mais eut une hémorrhagie abondante et fut pour cette cause transporté chez un médecin qui employa les moyens simples pour l'arrêter, mais sans succès. Le jour de son entrée l'écoulement continuant toujours, une solution forte de perchlorure de fer fut injectée dans la cavité nasale ; c'est alors qu'il fut envoyé à l'hôpital sans aucun résultat.

A son admission l'écoulement de sang était léger. Le garçon gardait connaissance, mais paraissait très malade. La tête et la face étaient contusionnées à certaines places, le nez et les paupières surtout la droite étaient les plus intéressés. Il fut mis au lit ; on appliqua des lotions froides, et un purgatif au calomel fut immédiatement prescrit.

Le jour suivant il avait une perte de mouvement du membre supérieur gauche, un écoulement abondant de liquide aqueux par l'oreille gauche et un liquide d'une couleur pâle par le nez ; il urina au lit ; il resta dans un état léthargique et pouvait difficilement comprendre ce qu'on lui disait, il se levait quelquefois dans son lit, se plaignant de douleurs de tête ; la température vespérale était à 38°,4, le pouls à 100.

Le 5. Il devient plus malade, la stupeur est plus profonde, la douleur plus intense ; il est très irritable quand on le dérange ; boit en abondance ; la température varie entre 37°,2, et 38°,8.

Le 9. Il a eu quelques vomissements et du délire ; amaigrissement rapide, épistaxis légère, miction et défécation involontaires ; la paralysie du bras gauche continue, l'œil droit est porté en avant d'un centim. 1/4 ; ce symptôme est survenu durant les 2 ou 3 derniers jours. Autant qu'on a pu s'en assurer, les mouvements du globe sont parfaits. Les pupilles sont égales et modérément dilatées. Pas de pulsations ni d'œdème, ni décoloration des paupières. T. 39°,4.

Le 19. L'œil resté proéminent durant plusieurs jours, a rétrocédé ; il est maintenant à son niveau normal. Aujourd'hui pour la 1re fois, on constate plusieurs convulsions ; il a vomi de temps en temps depuis le 9 octobre, la douleur de tête a été plus intense et l'enfant a fréquemment poussé de grands cris. Aujourd'hui il est complètement inconscient ; pas de contracture. Durant toute la maladie T. 37,7°.

Sa perte de connaissance continua jusqu'au 23, alors il déclina graduellement et mourut.

AUTOPSIE, 26 heures après la mort.

Le cuir chevelu, le crâne et la partie externe de la dure-mère paraissaient normaux. Il y avait plusieurs petites plaques de lymphe purulente au-dessus du lobe pariétal gauche du cerveau. Les veines superficielles au-dessus des circonvolutions temporo-sphénoïdales supérieures et des pariétales inférieures et frontales étaient ramollies. En enlevant le cerveau on trouvait l'espace arachnoïdien plein de sang récemment coagulé. Il recouvrait le chiasma des nerfs optiques, la base du troisième ventricule, les tubercules mammillaires, les pédoncules, le pont de Varole et le bulbe sur une faible étendue. Le quatrième ventricule était rempli de sang qui passait aussi à travers l'ouverture du troisième ventricule et remplissait complètement cette cavité. Les ventricules latéraux contenaient de petits caillots de sang et étaient distendus par de la sérosité sanguinolente.

Quand on examinait la base du crâne, on trouvait une disjonction du cartilage temporaire qui se trouve entre la portion basilaire de l'occipital et du sphénoïde. Le cartilage était mou, rouge et baigné dans un liquide purulent. Le corps du sphénoïde et les apophyses clinoïdes postérieures étaient rougeâtres et ramollis ; les cavités étaient gorgées d'une matière épaisse couleur de mûre ; la dure-mère située au-dessus de cet os en était séparée; les surfaces osseuses étaient rugueuses. Les deux sinus caverneux étaient remplis de thrombus solides, fibrineux, rouges, friables en certains endroits. Au niveau de cette chondrite sphénoïdo-occipitale on trouvait un ulcère déchiqueté conduisant dans la voûte du pharynx. Mucus purulent dans le sinus sphénoïdal et dans l'antre droit. Les deux orbites furent examinées; rien d'anormal n'y fut trouvé.

Une dissection soignée et l'examen des artères de la base du crâne donnèrent les résultats suivants : L'artère basilaire était adhérente près de sa bifurcation, à la dure-mère sous-jacente par un anévrysme nettement sacciforme de 6 millim. en diamètre et 4 millim. en profondeur. En détachant le cerveau cet anévrysme fut déchiré en deux parties. Le vaisseau dans le voisinage de l'anévrysme était entouré par une mince couche de lymphe purulente. La portion intra-crânienne de l'artère carotide droite avait trois anévrysmes. Le premier situé à la partie supérieure et interne de l'artère, à l'endroit où elle fait sa première courbe, était sacciforme (grand diamètre 5 millim. largeur 3 millim., profondeur 3 millim). Il contenait des caillots fibrineux.

Le second était six millim. plus loin ; l'artère était de grosseur normale entre ces deux anévrysmes. Placé à la partie inférieure où le vaisseau opère sa seconde courbe, il présentait une forme globulaire. La cavité contenait des thrombus filiformes qui s'étendaient dans l'artère en arrière jusqu'au premier anévrysme et en avant à une distance plus courte. Un troisième anévrysme fut trouvé juste en dessous de l'apophyse clinoïde antérieure, peut-être à l'origine de l'artère ophthalmique, il était de beaucoup le plus grand de tous. Il était placé comme tous les autres sur la convexité de la courbe du vaisseau et avait la forme d'un cœur de petit oiseau (longueur 19 millim., diamètre 10 millim). Son orifice circulaire à bords arrondis et lisses, mesurait 3 millim. en largeur. Il était rempli aux deux tiers de caillots solides, fibrineux et laminiformes. Lymphe purulente à la face externe de l'artère carotide gauche, au niveau du sinus caverneux.

Les poumons étaient remplis de ces abcès caractéristiques que l'on trouve si souvent après la mort quand il y a eu suppuration des os du crâne ou de sa cavité. On y voyait de petites collections purulentes très nettes, limitées par des parois minces et délicates n'ayant aucune ressemblance à l'œil nu au tissu granuleux. La plèvre droite contenait une petite quantité de pus. Rien au cœur, foie, reins ni à la rate. Il y avait du ramollissement post mortem de l'estomac et du côté gauche du diaphragme, ce qui avait permis au contenu de l'estomac de s'échapper dans la plèvre gauche.

Observation XXVII

Par Pearson et Broadbent. In *British med. Journ.*, 1883, p. 514.

Nécrose aiguë de la plaque orbitaire droite de l'os frontal, ayant déterminé une thrombose dans le bout frontal du sinus longitudinal, dans le sinus caverneux et la veine ophtalmique.

La malade, fille âgée de 9 ans et 8 mois, quatre jours après avoir passé au dehors une soirée froide et brumeuse du mois de novembre, fut prise de raideur dans la nuque et de relâchement du cou avec malaise durant la nuit. Ces symptômes apparurent graduellement et n'exigèrent les soins médicaux qu'au quatrième jour.

Lors de notre première visite, un point qui attira notre attention, c'est que l'enfant souleva la tête avec ses deux mains lorsqu'on lui enjoignit de s'asseoir sur son lit. Le cinquième jour nous notâmes une amélioration après un lavement salin et 20 centigr. (4 grains) de salicylate de soude. Dans la matinée la paupière supérieure droite s'enfla, mais cette tuméfaction disparut. Pendant la journée il y eut à trois reprises de légers suintements de sang par le nez.

Le sixième jour, après une nuit passée dans l'insomnie, avec quelque légère agitation suivie d'un sommeil matinal de deux heures et demie, l'enfant se réveilla assez bien pour entendre des historiettes et causer avec ceux qui l'entouraient. Elle éprouva une telle amélioration dans la nuque qu'elle voulut se lever seule pour faire voir son cou et sa poitrine, mais en tenant toujours une main à la tête.

Légère excitation à la lumière. Nouveau gonflement de la paupière droite. Le même soir grand malaise, l'enfant agitait les bras et les jambes et poussait des cris.

La tuméfaction de la paupière droite augmenta sensiblement et il y avait délire très accentué. La température à dix heures et demie du soir était à 39°,50. P. 140. R. 38.

Le septième jour le sourcil droit est complètement œdématié, tendu, luisant et livide; le délire continue. T. 10 h. matin, 40°.

Application de deux sangsues à la tempe droite, et administration de 15 gr. de calomel suivie d'un purgatif salin. Néanmoins les forces diminuent vers le soir. Vers minuit P. 138. R. 52. T. 40°,8; à 4 h. 30 du matin T. 41°; 6 h. 30 m. 41°,5. La mort survient à 10 h. 45 du matin le huitième jour à partir du début des premiers symptômes, sans qu'on ait constaté ni rougeur de la peau, ni fluctuation, ni pulsation rétro-orbitaire.

Autopsie, 5 heures après la mort. — On voit la portion frontale du sinus longitudinal gorgée de sang et le périoste externe taché de sang. Caillots dans le sinus caverneux et la veine ophthalmique droite. En soulevant le cerveau on aperçoit une lymphe épaisse et jaunâtre qui recouvre la dure-mère au niveau de la portion pétreuse de l'os temporal droit, le pont et les parties comprises dans le cercle de Willis. Le lobe temporo-sphénoïdal droit du cerveau était tuméfié par infiltration séreuse résultant de l'obstruction veineuse en retour. Le nerf optique droit et le tissu graisseux qui l'entoure étaient lubrifiés par la même lymphe jaune. Le périoste de la plaque orbitaire droite du frontal était atteint par l'inflammation et réduit en lambeaux. En somme la principale lésion se trouvait sur le cerveau du côté de l'os frontal; la dure-mère était infiltrée en quelques points, là où le périoste de l'orbite n'était pas perforé.

Observation XXVIII

Par Thomas S. Dowse. In *Transactions of the clinical Society*, 1876, p. 47.

Thrombose du sinus caverneux; perte subite de la vision; hémorrhagie du lobe antérieur du cerveau.

R. M., âgé de 23 ans, entré à l'hôpital le 5 novembre 1874, et mort le 21 décembre 1874. C'était un homme de belle apparence, robuste et jusqu'à cette maladie toujours bien portant.

En allant de Covent Garden pour rentrer chez lui, le malade a été bousculé et jeté par terre par des personnes qui venaient derrière lui.

Il est tombé en arrière sur l'occiput. Il était étourdi au premier moment, mais se levait aussitôt et marchait un quart de lieue sans éprouver d'étourdissement.

Aucune lésion du crâne, pas d'hémorrhagie nulle part et pas de vomissement. Le lendemain gonflement de la région occipitale, sans maux de tête qui n'arrivaient que deux ou trois jours plus tard avec une grande violence et dans toutes les régions de la tête.

Cette douleur n'était pas continue, puisque quelquefois il en était exempt pendant 24 heures, mais un mouvement brusque de la tête la provoquait assez fortement.

Il avait quelquefois des vertiges et des frissons qui duraient plusieurs heures. Quand ça lui arrivait il se sentait étourdi et devenait pâle, mais ne perdait pas tout à fait connaissance.

Cet état de petit mal était précédé de sensation dans la bouche que le malade comparait à celle de plusieurs médicaments mélangés ensemble.

Le 1er novembre, la vue s'obscurcissait et dans l'espace de quelques heures il était devenu aveugle complètement et d'une façon définitive.

Quand je l'ai vu pour la première fois on ne remarquait aucun trouble, ni psychique, ni physique, sauf la perte de la vision.

Les sens étaient normaux, les nerfs crâniens et spineux intacts. Les pupilles étaient dilatées et l'iris immobile. A l'examen ophthalmoscopique on constatait une ischémie papillaire. Les disques étaient gonflés, œdémateux et couverts de petites taches de sang extravasé. Les veines étaient dilatées et tortueuses.

Cet état continuait jusqu'au 2 décembre, lorsqu'il sentit une raideur dans les bras, comme si quelqu'un les lui eût serrés, et ne pouvait pas parler. Ces symptômes furent transitoires.

On lui administrait de l'iodure de potassium et des pilules bleues. La perte de la vision continuait. Le 6 décembre il se plaignait de douleur de la tête comparable à celle qu'il avait auparavant. T. 40° ; intelligence troublée. Érysipèle diffus du cuir chevelu et des glandes parotides.

La veille de sa mort, j'ai observé les symptômes suivants :

Le malade est couché sur le dos, dans le demi-coma. Les membres inférieurs sont privés des mouvements volontaires, automatiques ou réflexes. Mouvement automatique dans les bras. Activité cérébrale subjective et non objective, comme dans le délire. Pas de convulsions, ni rigidité musculaire, ce qui démontre que cet état n'est pas dû à une hémorrhagie comprimant la surface du cerveau ; il n'est pas probable non plus qu'il soit dû à une thrombose seule. P. 160, T. 40°. Mort le lendemain.

AUTOPSIE, 24 heures après mort. — Rigidité cadavérique, péricrâne très adhérent à l'os. Pas de traces de fracture du crâne, la dure-mère n'est pas particulièrement vascularisée, l'arachnoïde est très sèche et ne contient pas de liquide. Les vaisseaux de la pie-mère sont gorgés de sang noir. Les membranes n'offrent pas d'adhérence entre elles ni de trace d'inflammation.

Le sinus longitudinal supérieur et les sinus latéraux ne contiennent pas de thrombus, seulement la face interne de ces derniers présente des aspérités qui laissent supposer qu'elle était le siège de déposition fibreuse.

Occlusion complète de deux sinus caverneux par des masses fibroïdes adhérentes à leur paroi.

Les veines de Galien sont libres.

Les ganglions centraux sont sains; dans le lobe ant. droit on constate une hémorrhagie récente considérable non localisée et distribuée partout librement. Sur les parties extérieures cette hémorrhagie était punctiforme, mais vers la fissure antérieure près de la circonvolution ascendante (gyrus erectus) on trouvait un caillot noir du volume d'un gland.

La partie postérieure de ce lobe près du corps calleux, les piliers antérieurs et le septum lucidum simulaient une excroissance sarcomateuse occupant les deux côtés et envahissant le ventricule latéral gauche.

Excroissance de la grandeur d'une cerise formée aux dépens de la substance cérébrale sur la base du cerveau, à la partie postérieure de la circonvolution olfactive droite ; sa surface de section est hémorrhagique et en communication directe avec le caillot hémorrhagique décrit plus haut. Les artères sont saines aussi bien que le plancher du quatrième ventricule. Les bandelettes optiques et le chiasma sont de consistance normale.

Examen microscopique. — Les cellules pyramidales de la surface du cerveau sont foncées et souvent granuleuses, la substance blanche est très granuleuse et infiltrée de nombreux corpuscules avec noyau en état de multiplication. Ces cellules sont très nombreuses autour des vaisseaux sanguins. Les vaisseaux sont distendus par les globules du sang, les espaces périmusculaires sont complètement occupés par les vaisseaux engorgés.

Observation XXIX (résumée)

Par Sichel. In *Archives gén. de méd.*, oct. 1870, p. 458.

Phlegmon de l'orbite.

Il s'agit d'un enfant de cinq ans, qui en jouant donna de la tête contre une planche. Il en résulta une rougeur de la paupière gauche. Deux jours après érysipèle et fièvre de plus en plus forte jusqu'au 3me jour. L'érysipèle s'étend à la racine du nez et à la région susorbitaire droite. Exophthalmie droite et tuméfaction des paupières plus exagérée qu'à gauche. Le jour suivant l'exophthalmie atteint un très haut degré à droite et reste moins prononcée à gauche.

Fièvre intense, délire.

Cinq jours après le début, ouverture d'un abcès volumineux au-dessus de l'œil gauche. A droite, on ne perçoit aucune fluctuation ; on fait une ponction sans résultat. Ulcération de la cornée droite avec perforation et procidence de l'iris.

Onze jours après le début, mort après une attaque de convulsions.

Autopsie. — Les os du crâne, les méninges, excepté la dure-mère, le cerveau sont intacts. On trouve seulement un peu de liquide séro-purulent dans la fosse sphénoïdale. Quelques gouttes de pus dans les *sinus caverneux*.

L'inflammation de l'orbite ne communiquait en aucune façon avec la cavité crânienne. Dans l'orbite droite, abcès de la grosseur d'une noisette, inflammation purulente diffuse du tissu cellulaire ; l'œil est sain.

Dans l'orbite gauche, un abcès s'étendant depuis la glande lacrymale jusqu'à l'angle interne de l'œil et de là sur le côté gauche du nez. Le périoste est détaché dans une petite étendue. De plus un petit abcès circonscrit se trouvait près de l'insertion oculaire du droit externe.

Observation XXX

Tirée du traité inédit de M. de Wecker, par H. Weber, in *Med. chir. Transact.* XLIII. p. 177.

Érysipèle de la face, thrombose du sinus caverneux e méningite infectieuse (1).

Il s'agit d'un cordonnier de 25 ans qui après avoir eu un rhumatisme, il y a trois ans, séjourna à la clinique de Bône pour une insuffisance mitrale. En février 1850 érysipèle de la face et de la tête, qui se dissipa promptement mais récidiva la même année sur la joue droite et l'œil droit. Après une semaine il avait disparu lorsque, 9 jours après le début de la maladie, survinrent de très forts maux de tête et de la fièvre. Les jours suivants se présentent les symptômes de méningite, le bras gauche et aussi la jambe gauche furent paralysés et après une amélioration transitoire la mort survint 11 jours après le début des phénomènes cérébraux. L'œil droit avait pendant la vie été presque complètement fermé, la conjonctive faiblement injectée, les pupilles tout d'abord rétrécies s'étaient plus tard élargies et étaient devenues paresseuses.

L'autopsie démontre que les paupières du côté droit et les parties avoisinantes du nez étaient légèrement gonflées et recouvertes de vésicules érysipélateuses desséchées. La surface inférieure de l'hémisphère droit était recouverte d'une couche purulente; la membrane sous-jacente fortement épaissie et hyperémiée. Dans les ventricules beaucoup de liquide trouble. Le sinus caverneux droit renfermait un thrombus gris rougeâtre adhérant partiellement à la paroi; la partie avoisinante de la veine ophthalmique contenait également un coagulum assez solidement adhérent. Hypertrophie du ventricule gauche, avec sténose modérée des valvules aortiques. Ascite secondaire dans les autres organes. Il reste incertain si ce coagulum et la phlébite se sont tout d'abord formés dans le sinus caverneux, ou dans la veine ophthalmique ; il parait, dit M. Leber, très possible, ainsi que Weber le suppose, qu'une plus forte coagulation s'est tout d'abord produite dans le sinus

(1) Sans lésion des tissus orbitaires.

caverneux, favorisée par les conditions anatomiques quoique le poison érysipélateux ait cheminé tout d'abord par la veine ophthalmique. L'intérieur de l'œil, ainsi qu'à ce qu'il paraît aussi l'orbite, à l'exception de la première partie de la veine ophthalmique, n'ont pas pu être examinés; mais la manière comment les choses se sont passées pendant la vie, démontre qu'il n'y a pas eu une participation marquée du globe oculaire et du tissu graisseux de l'orbite à ce processus phlegmoneux.

Observation XXXI

Par Leber. In *Graefe's Archiv. fur Ophtalm.* Ann. 26, page 224.

Plegmon de l'orbite après un léger érysipèle de la face, qui causa dans l'espace de deux jours une cécité complète d'abord de l'œil gauche, puis de l'œil droit. Le troisième jour, mort par méningite purulente et thrombose des sinus.

Charles P..., âgé de 25 ans, a souffert il y a plusieurs années d'un rhumatisme articulaire aigu avec endocardite. Il y a 2 ans, il eut une pleuro-pneumonie, dont la résolution fut très lente à se produire.

3 juin 1880. Il se sent mal à l'aise et se met au lit. La maladie débute par un coryza. Le médecin appelé trouve une rougeur érysipélateuse avec gonflement de la moitié gauche de la face. En même temps, céphalalgie, fièvre, perte de l'appétit et constipation.

Le 5. Douleur dans l'œil gauche et au niveau de la tempe et de la moitié gauche du front.

Le lendemain œdème des paupières gauches, exophthalmie, chémosis. Pupille rétrécie et immobile. Cécité presque complète, pas de fièvre. Dans la soirée, amaurose complète, légère rougeur avec gonflement de la peau autour de l'œil droit. Délire.

Le 7. État stationnaire de l'œil gauche. Légère exophthalmie de l'œil droit avec un peu de chémosis et d'œdème des paupières. Quelques douleurs dans l'œil droit, acuité visuelle normale. T. 39°,8.

Dans l'après-midi, aggravation des symptômes de l'œil droit, amaurose complète.

État actuel. — A gauche, œdème considérable des paupières, de sorte qu'il n'est pas possible de penser encore à un érysipèle. Exophthalmie modérée, chémosis très prononcé. La partie inférieure de la conjonctive bulbaire fait saillie. Globe oculaire immobile. La cornée incomplètement protégée par les paupières, est légèrement opaque et dépolie. Pupille rétrécie et immobile. L'iris et la chambre antérieure sont normaux. On ne peut éclairer suffisamment le fond de l'œil pour constater l'état des milieux. L'examen de l'autre œil étant négatif, permet de penser qu'il n'existe ici aucun processus inflammatoire intra-oculaire.

A droite, œdème des paupières et exophthalmie un peu moindre qu'à gauche. Chémosis jaunâtre. Immobilité de l'œil. Pupille rétrécie et fixe comme à gauche. La papille est normale. Les artères de la rétine un peu rétrécies.

Amaurose complète bilatérale. Perte de connaissance. T. 40°.

On porte le diagnostic de : Inflammation bilatérale du tissu cellulaire intra-orbitaire avec thrombose des sinus et méningite probable.

Le 8 juin. Le malade meurt à 2 heures 1/2 du matin.

Autopsie. — Paupières des deux côtés fortement œdématiées. Rougeur de la peau entourant la paupière gauche. Le tissu cellulaire de l'orbite est infiltré de pus. Il en est de même pour les muscles de l'œil. On y voit de nombreux foyers purulents de la grosseur d'une tête d'épingle. Les veines de l'orbite contiennent du pus. Les deux globes paraissent intacts.

A l'examen de la cavité crânienne, on trouve : thrombose purulente des sinus caverneux et du sinus pétreux inférieur, pachyméningite interne fibro-purulente. Arachnitis purulente basilaire. Plusieurs foyers de ramollissement dans la protubérance. Crâne intact. Plusieurs infarctus purulents dans les poumons.

Insuffisance aortique ancienne, insuffisance mitrale récente. Tuméfaction récente de la rate.

Observation XXXII

(Politzer. *Traité des maladies de l'oreille.*)

Otite moyenne suppurée. — Thrombose des sinus et de la veine ophthalmique.

Le cas suivant, observé par le Dr R. Chimani dans l'hôpital militaire de Vienne n° 1, concernait un soldat de trente-deux ans, souffrant depuis l'enfance d'une suppuration de l'oreille moyenne droite, qui fut pris de douleurs dans l'apophyse mastoïde et dans l'occiput, d'un vertige violent et d'une forte fièvre. Au bout de quelques jours, il se forme sur l'apophyse mastoïde une tumeur, qui s'étend peu à peu jusqu'au milieu du pariétal et de l'occipital. Après l'incision, il s'écoule un pus de mauvaise couleur et la sonde touche une surface rugueuse sur l'apophyse mastoïde, le pariétal et l'occipital. Après quelques jours encore, surviennent des douleurs perçantes et une sensation de brûlure, des éblouissements, des troubles de la vue et une exophthalmie de l'œil droit. Vers la fin de la troisième semaine, symptômes de pneumonie, ictère, vomissements, délire, perte de connaissance, collapsus. Mort au bout de trois jours. *Résultat de l'autopsie :* carie du rocher droit avec perforation du sinus sigmoïde, thrombose du sinus transverse droit, des deux sinus carotidiens et du sinus circulaire de Ridley, ainsi que des sinus caverneux et pétreux supérieur gauches ; destruction purulente des thrombus et inflammation des parois des conduits sanguins indiqués ; thrombose de la veine ophthalmique droite, infiltration purulente du tissu connectif de l'orbite droite, œdème chronique de la pie-mère et de l'arachnoïde, nombreux foyers pneumoniques et gangréneux dans les deux poumons.

Observation XXXIII

Par Hulke (*In Ophtalmic hospital reports*, 1859, p. 6.)

Thrombose du sinus caverneux simulant à un degré marqué tous les signes principaux de l'anévrysme de l'orbite.

Femme âgée de 40 ans, de mœurs légères, entre à King's College hospital dans le service du Dr Bowman, le 19 février 1858, avec les symptômes supposés d'un anévrysme de l'orbite. Cinq mois avant elle avait reçu un coup de poing sur le côté gauche de la tête. Ce coup fut si violent qu'elle est tombée. Le lendemain elle a senti des douleurs dans la tempe gauche à un centimètre en avant de l'oreille. La douleur augmentait quand elle marchait ou quand elle faisait des mouvements ; elle dormait mal. Après 15 jours la douleur était remplacée par un bruit comparable à celui des machines à vapeur, douleur localisée d'abord à l'occiput et semblant venir de la tempe gauche. Les bruits étaient constants et augmentaient à mesure que les mouvements du cœur devenaient plus rapides. Ces bruits furent perçus par son mari trois semaines après l'accident. Un mois avant son entrée à l'hôpital elle a remarqué que sa vue se troublait quand elle regardait avec les deux yeux à la fois ; quinze jours après l'œil gauche est devenu rouge et projeté en avant.

État actuel : La région orbitaire est pleine ; protusion et congestion de l'œil ; pupille dilatée mais active, la malade voit distinctement les objets éloignés, mais ne peut pas lire. La veine angulaire et une veine du côté externe de l'orbite sont dilatées. Il existe des dépressions brusques et bien marquées sur le bord inférieur de l'orbite près de l'articulation de l'os malaire avec l'os maxillaire supérieur. On entend un bruit sibilant sur le côté gauche de la tête surtout en avant et au-dessus de l'oreille ; les bruits sont isochrones avec les battements du cœur. Le même bruit s'entend sur le parcours des gros vaisseaux du cou jusqu'à l'artère carotide primitive. Si on place les doigts sur les paupières fermées on sent encore les pulsations. On entend un bruit intense lorsque l'on vient à placer un stétoscope sur le globe de l'œil ; mémoire conservée. L'irrégularité du bord inférieur de l'orbite semble résulter d'un coup reçu trois mois après le premier accident.

Tous ces symptômes parlent en faveur de l'existence d'un anévrysme de l'orbite et comme ces symptômes persistaient, le Dr Bowman a lié la carotide primitive. Cette ligature fut faite le 27 février après chloroformisation, sans difficulté, ni complication consécutive. Ouverture de la gaine suffisante pour passer l'aiguille anévrysmale. La veine jugulaire interne et le nerf pneumogastrique n'ont pas été rencontrés. La ligature a été faite un peu plus haut qu'on le voulait à cause d'une veine qui traversait le champ opératoire. Immédiatement après la ligature les pulsations étaient arrêtées dans les vaisseaux situés au-dessus, ainsi que dans l'orbite et la tête. Au réveil la malade disait percevoir encore les bruits mais d'une façon moins nette, mais les autres personnes ne les entendaient plus. Le lendemain elle se plaignait de douleurs dans le côté droit et dans le côté gauche et de battements comparables à ceux d'un tambour. L'œil gauche était moins saillant et moins congestionné et la malade disait que sa vue n'était plus troublée.

La semaine suivante bronchite avec expectoration.

Le 7. La plaie a pris le caractère phagédénique, on entendait un bruit en avant de l'œil ; dans la tempe gauche on entendait de nouveau le bruit d'une façon moins distincte ; on entendait en avant et au-dessus de l'oreille une note musicale continue, très élevée, qui allait en augmentant à la fin de chaque pulsation. Le ton que l'on entendait était alors perçu par la malade. Au-dessus de la ligature on n'apercevait pas de pulsations, le caractère phagédénique de la plaie s'étendait plus loin et il y avait formation de pus de mauvaise nature. Langue saburrale et sèche. Le 10, à 2 heures du matin, issue de quelques gouttes de sang par la plaie, puis de quelques grammes quelques minutes après ; arrêt par la pression.

L'hémorrhagie s'est répétée à deux reprises deux jours plus tard. La ligature a cédé le 11, treize jours après l'opération ; le lendemain à 4 heures du matin, hémorrhagie abondante, qui s'est répétée les quatre jours suivants. Le sang s'échappait en jet, et fut arrêté par une légère pression. Application de compresses imbibées de perchlorure de fer. Il semblait que le sang venait de l'extrémité supérieure du vaisseau. L'œil gauche devenait proéminent ; pupille dilatée et immobile, ptosis de la paupière supérieure, pas de pulsations au-dessus de l'œil. A la visite du 15, hémorrhagie abondante. Le Dr Bowman passe un ténoculum à travers les tissus d'où semble sortir le sang, lie les tissus et amène ainsi l'arrêt du sang.

Faiblesse et excitation. Mort le 17.

L'AUTOPSIE ne porte que sur la tête et le cou.

Le feuillet viscéral de l'arachnoïde était légèrement opaque par suite d'un léger épanchement de sang dans les réseaux de la pie-mère. Le cerveau et ses vaisseaux étaient normaux ; la corne descendante du ventricule latéral droit contenait de la sérosité ; les autres cavités étaient vides. Le corps pituitaire était congestionné et couvert de lymphe. La dure-mère qui formait le plancher de la selle turcique, les apophyses clinoïdes postérieures et la partie correspondante des sinus caverneux, du sinus transverse et des sinus pétreux supérieurs et inférieurs était congestionnée et couverte de lymphe avec quelques gouttelettes de sang, mais on ne découvrait pas de vaisseaux dans ces parties.

La dure-mère qui forme la paroi externe du sinus caverneux était gonflée et ramollie et la 3e paire qui s'y trouve était tuméfiée et baignée de sérum ; le ganglion de Gaser et les nerfs qui en partent était dans le même état. La cavité de ces sinus contenait un liquide puriforme et fluide qu'un examen consécutif a montré être constitué par un coagulum ramolli et désintégré. Le sinus transverse contenait un caillot ancien dont la partie externe était dure et adhérente à la paroi du vaisseau, tandis que son centre était d'une consistance pulpeuse et de couleur brunâtre. Cette pulpe grumeleuse était surtout composée par des globules de pus sans noyaux, et des cellules pigmentaires.

Le sinus circulaire était rempli d'une semblable matière. Un caillot allongé s'étendait du sinus caverneux jusque dans le sinus pétreux supérieur qui était rempli d'un caillot mou. Sur le corps du sphénoïde les trous vasculaires et ceux de la partie pétreuse de l'os temporal était dilatés. Les parties osseuses étaient de couleur brunâtre à la section sans être cariées.

L'artère carotide inférieure qui repose contre la face latérale du corps du sphénoïde avec le plexus caverneux et le plexus carotidien du sympathique étaient baignés dans un sérum, mais l'artère elle-même n'était pas dilatée et sa face inférieure était tout à fait saine.

L'artère ophthalmique et ses branches quoique examinées avec soin n'étaient pas dilatées, ses branches pas plus nombreuses qu'à l'ordinaire. La branche sous-orbitaire de l'artère maxillaire interne n'était pas dilatée.

Légère disjonction des os malaire et maxillaire supérieur. C'était la seule lésion de l'orbite. La veine ophthalmique semblait très élargie, d'aspect variqueux. En comparant cette veine avec celle du côté opposé, on constate que cette augmentation de volume est due à la plus grande épaisseur des parois et non à une augmentation du calibre. Au niveau de l'ouverture de cette veine dans le sinus caverneux existait un caillot dégénéré pareil à celui que l'on trouve dans ce sinus ; ce caillot se prolongeait dans les branches veineuses de la cavité orbitaire, mais ici le caillot paraissait plus récent.

La ligature était placée sur le tronc de l'artère carotide primitive un peu au-dessous de sa bifurcation. Les extrémités divisées séparées par une distance d'environ 6 millimètres. Les carotides externes et internes étaient vides. La partie inférieure de la carotide primitive au-dessous de la ligature étaient remplie d'un caillot grumeleux qui débordait l'ouverture. A l'origine du cou ce vaisseau était complètement oblitéré par un coagulum membraneux et décoloré qui formait une cloison complète; au-dessous l'artère était complètement saine. La carotide externe et ses branches étaient vides, la carotide interne jusqu'à la base du crâne et dans le canal carotidien était saine, non dilatée et sa surface interne était lisse, de couleur normale.

Au-dessus existait un caillot fibrineux, allongé, peu épais, occupant seulement une partie de son calibre. La veine jugulaire interne était saine et contenait un caillot allongé, décoloré et qui venait de la racine du cou jusqu'à la base du crâne ; un caillot semblable existait dans le sinus latéral gauche.

Observation XXXIV (inédite)

Par M. Rouffinet, interne des hôpitaux.

Cas d'exophthalmie double dépendant probablement d'une thrombose cachectique des sinus caverneux.

Thérèse G..., 51 ans.

Antécédents héréditaires. — Grand-père maternel goutteux.

Antécédents personnels. — A quatre ans, variole; à six ans, rougeole. Réglée à 11 ans.

En 1863 première attaque de rhumatisme articulaire aigu généralisé.

Tous les ans, depuis cette époque, légères atteintes, mais se bornant à la prise d'une articulation. L'auscultation du cœur dénote la présence d'une insuffisance mitrale. En outre à la base, on constate un dédoublement du premier bruit.

Depuis 1885 santé très languissante.

Ménopause il y a trois mois, mais la malade a revu ses époques il y a quinze jours.

Le 15 avril de cette année, consultant pour une angine, le Dr qui la soignait attira son attention du côté des yeux et particulièrement de l'œil gauche qui au dire de la malade faisait saillie d'une façon très appréciable.

Le 17 avril, à son réveil, la malade ressentit à gauche de violentes douleurs périorbitaires. De plus la paupière inférieure du même côté puis la supérieure s'œdématièrent; en même temps des troubles de la vision se manifestèrent. Inquiète au plus haut degré, la malade vient à la clinique du Dr Galezowski le 20 avril.

Et l'on constate alors une exophthalmie très marquée de l'œil gauche, accompagnée d'un œdème énorme des paupières et d'un chémosis aussi intense.

Les douleurs périorbitaires spontanées et provoquées sont aussi très vives.

L'examen ophthalmoscopique ne révèle rien.

Comme traitement on ordonne cinq sangsues à la tempe gauche, et un collyre à la cocaïne.

Le 21. L'œil gauche est dans le même état.

Mais dans la nuit du 20 au 21 et surtout dans la matinée du 21, l'œil droit a présenté successivement tous les symptômes relatés pour l'œil gauche. Cependant si les douleurs périorbitaires spontanées et provoquées sont intenses, la conjonctivite également, l'œdème des paupières est très inférieur à celui observé sur les paupières de l'œil gauche. Enfin on constate en outre des signes d'iritis.

L'examen ophthalmoscopique pratiqué pour les deux yeux reste encore négatif.

L'analyse des urines faite entre temps dénote la présence de deux grammes 0,25 d'albumine par litre.

Traitement. — Application de sangsues à la tempe.

Instillations d'atropine.

Enfin régime lacté et iodure de potassium.

Le 23. Légère détente à gauche. L'exophthalmie est moindre, l'œdème des paupières moins dur ; les douleurs ont perdu de leur acuité.

Mais du côté de l'œil droit les phénomènes morbides se sont aggravés et surtout l'exophthalmie.

Traitement. — Frictions sur les tempes avec onguent napolitain double.

Le 25. Le mieux continue à se manifester pour l'œil gauche. Les douleurs ont presque disparu, de même l'œdème des paupières et le chémosis.

L'œil droit présente sans aucunes modifications les phénomènes objectifs que nous avons mentionnés, mais les douleurs sont moins vives.

Le 29. On constate une grande amélioration à gauche. A droite également du mieux se manifeste.

Mais en revanche la malade se plaint de frissonnements irréguliers, d'une céphalée très vive et de nausées.

3 mai. Mieux variable aussi bien du côté des yeux que du côté de l'état général.

Le 7. L'exophthalmie est à peine appréciable. Plus de traces d'œdème des paupières ni de chémosis. Seule une légère injection conjonctivale persiste. L'état général est bon.

Le 9. L'état local et général ne présentent rien à signaler de particulier.

Mais le 11 mai, une nouvelle poussée se produit. Les douleurs, l'exophthalmie, l'œdème des paupières et de la conjonctive reparaissent sans que l'état général ait subi d'aggravation.

Traitement. — Application de sangsues.

Le 16. On constate une amélioration considérable du côté des yeux. Disparition presque complète des symptômes sus-énoncés ; mais l'état général périclite de nouveau, la céphalée et les nausées sont revenues plus violentes, accompagnées de crises de dyspnée qui fatiguent beaucoup la malade ; enfin on constate un œdème très accusé des malléoles.

Le 18. État local parfait. La vision se fait bien.

État général stationnaire.

Le 24. L'œil gauche redevient le siège de douleurs assez vives et on constate également une injection très marquée de la conjonctive ; mais dans les jours qui suivent, ces phénomènes disparaissent et aussi bien de ce côté que de celui de l'état général, l'amélioration se maintient. En effet la malade revue le 28 mai, le 1er juin ne présente plus rien à signaler. Depuis ce jour elle n'a plus reparu à la clinique.

Observation XXXV

Par Coupland. In *Med. Times*, 1881, T. II, p. 574 (résumée in *Revue des Sciences médicales*, 1883).

Hémorrhagies cérébrales multiples à la suite de thrombose des sinus cérébraux.

Il s'agit d'un homme de 31 ans. La veille de son entrée à l'hôpital, on l'avait vu dans son lit profondément endormi, son sommeil n'étant interrompu que par le hoquet. A quatre heures du matin, on l'avait surpris se promenant dans sa chambre, apparemment réveillé, mais insensible et incapable de répondre aux questions qu'on lui adressa.

A son entrée, on note les phénomènes suivants : T. 37,2° ; P. 48 ; R. 40. Le malade est couché sur le dos ; il paraît comprendre ce qu'on lui dit, mais ne peut répondre d'une manière intelligible. Il a le hoquet, répand autour de lui une odeur alcoolique très accusée. Les mouvements sont conservés dans le membre supérieur gauche, abolis dans celui du côté droit. La sensibilité du bras droit et du côté droit de la face est bientôt émoussée. Les mouvements des membres inférieurs sont conservés, mais les réflexes sont diminués dans la jambe droite. La paupière supérieure gauche est paralysée ; il n'y a ni strabisme ni paralysie de la face. La pupille droite est contractée et répond difficilement à la lumière ; la pupille gauche est dilatée et immobile. La langue est déviée à droite. Il existe de nombreux râles dans la poitrine ; les urines sont normales. Le malade succombe le même soir.

Autopsie. — Le sinus latéral gauche et le sinus droit contiennent des caillots fibrineux, ainsi que le sinus latéral, les sinus caverneux et la veine sylvienne du côté droit. Autour de la commissure optique et des bandelettes optiques, enveloppant la troisième paire et le corps cendré, et s'étendant en arrière sur le côté gauche de la protubérance, se trouve une mince nappe de sang liquide.

Les deux hémisphères cérébraux contiennent de nombreuses hémorrhagies ponctiformes. Les vaisseaux des plexus choroïdes sont congestionnés. La partie supérieure du cervelet est recouverte d'une mince couche de pus. Les ventricules latéraux ne contiennent pas de liquide. Les corps striés sont sains. La couche optique du côté gauche contient un noyau de ramollissement du volume d'une noisette. Le pédoncule cérébral gauche est ramolli et contient de nombreuses hémorrhagies. Les tubercules quadrijumeaux sont sains; mais le pédoncule cérébelleux est ramolli et le siège d'hémorrhagies. La protubérance est le siège d'un vaste épanchement, qui s'étend latéralement jusque dans les pédoncules. Les vaisseaux ne sont pas athéromateux.

Observation XXXVI

Par Schule. *Arch. f. path. Anat.*, LXVII, p. 215 (rapportée par M. de Wecker dans son traité inédit d'ophthalmologie).

Erysipèle de la racine du nez et des paupières ; foyers encéphaliques secondaires avec micrococcus.

Un aliéné âgé de 42 ans est pris d'un érysipèle de la racine du nez qui se propage rapidement sur les deux paupières et le front avoisinant. Le lendemain les paupières supérieures sont tellement gonflées que le malade peut à peine les relever avec les doigts. Dans le courant des quatre jours suivants l'éruption des petites pustules qui s'était présentée rétrograde et le gonflement du nez diminue un peu, lorsque brusquement le huitième jour il survint de nouveau un gonflement considérable des deux paupières supérieures avec tuméfaction œdémateuse du front et des tempes, accompagnée d'un accroissement de la fièvre. Dans la tuméfaction rouge bleuâtre et résistante de la peau du front et des paupières, on sent quelques cordons isolés et durs. Le onzième jour fluctuation de la paupière supérieure, incision et évacuation de grandes quantités de pus. Deux jours après, la mort survient. L'autopsie démontre une intégrité parfaite des os. La peau des paupières, du front et des joues fortement infiltrée est parcourue par quelques traînées purulentes. Le tissu orbitaire des deux côtés infiltré de pus qui s'écoule en torrent après avoir fendu la capsule de Tenon. Atrophie des deux globes oculaires. Une thrombose de la veine ophthalmique ne peut pas être démontrée. Les sinus, particulièrement les sinus caverneux, sont remplis d'un sang fluide et foncé ; par contre la vena fossa Sylvii ressort comme un cordon noueux à couleur jaunâtre ; les fins vaisseaux près de la pointe de la première circonvolution frontale sont remplis d'un semblable contenu. La pia de la base est fortement injectée et épaissie, les espaces sub-arachnoïdiens sont remplis d'un liquide jaunâtre. A l'extrémité de la fossa Sylvii gauche se trouve un foyer récent de ramollissement de la grandeur d'un noyau de cerise, un autre est placé dans le noyau lenticulaire, du même côté se rencontre une partie décolorée et jaunâtre dans laquelle l'examen microscopique démontre une accumulation de micrococcus qui, à part le contenu des vaisseaux, occupe aussi les éléments cellulaires de cette région. Petits foyers purulents dans les deux poumons et dans le rein droit.

CHAPITRE IV

AFFECTIONS DES FOSSES NASALES

Le nombre de nos observations sur les maladies de ces cavités qui peuvent amener une thrombose des sinus caverneux est assez restreint. Toutefois nous croyons pouvoir donner un court résumé de ces quelques faits et de ceux que nous avons rencontrés dans nos lectures.

Depuis la plus simple lésion traumatique (cas de Thibault), l'ulcération tuberculeuse ou syphilitique de la muqueuse pituitaire (cas de Thibault, de Duplay), jusqu'aux ostéites, polypes ou tumeurs malignes, toutes les lésions des fosses nasales peuvent amener la mort par thrombo-phlébite des sinus caverneux. Thibault rapporte un cas où les complications cérébrales suivirent l'ablation d'un polype fibreux des fosses nasales ; Leber (*Graefe's Archiv. I C*) publie une observation très intéressante où un fibro-sarcome fut l'origine de la maladie. Nous nous bornerons à en donner le titre qui à lui seul résume complètement la marche de l'affection : « Fibro-sarcome obturant le conduit nasal supérieur droit, rétention purulente consécutive. Propulsion et périostite de la paroi médiane de l'orbite avec exophthalmie ; récidive inflammatoire du tissu cellulaire de l'orbite ; à la dernière inflammation, cécité rapide par atrophie du nerf optique ; une ponction fait sortir un peu de pus. Phlegmon de la région parotidienne gauche, aphasie, hémiplégie droite, mort. Thrombose des deux sinus caverneux et méningite purulente ». Les cavités qui sont en rapport immédiat avec les fosses nasales, comme le sinus maxillaire, les sinus frontaux, ethmoïdaux, sphénoïdaux pourront également servir de point de départ à la lésion des sinus.

La propagation des lésions des fosses nasales peut se faire par deux voies différentes : 1° la *voie osseuse* ; 2° la *voie circulatoire*.

1° *Voie osseuse.* — La continuité des fosses nasales avec les cavités des cellules ethmoïdales et sphénoïdales rend parfaitement compte de la voie que peut suivre l'inflammation qui se transmet à la base du crâne pour atteindre à ce niveau les méninges et les sinus caverneux. C'est en se propageant de proche en proche, le long des parois de ces diverses cavités que, chez le malade de J. Russell (obs. XXXVIII) les lésions des fosses nasales ont remonté jusqu'à la base du crâne et intéressé les sinus caverneux. Dans ce cas les lésions osseuses n'ont pas été constatées, mais dans celui de M. Duplay elles étaient très nettes, les sinus sphénoïdaux non seulement étaient remplis de pus, mais on constatait au-dessus de leur paroi supérieure, à la face interne du crâne, une ostéite bien marquée qui avait déterminé en ce point une phlébite purulente des sinus correspondants.

2° *Voie circulatoire.* — Dans les autres cas, il est difficile d'indiquer d'une façon précise le chemin parcouru par l'inflammation depuis le siège de la lésion primitive jusqu'aux sinus ; mais cependant les anastomoses des réseaux circulatoires de la muqueuse des fosses nasales avec les veines orbitaires nous montrent suffisamment par où peut s'opérer la propagation. Les deux veines ethmoïdales antérieure et postérieure dont les rameaux d'origine s'unissent aux réseaux veineux de la muqueuse pituitaire peuvent, en amenant le sang de cette région dans la veine ophthalmique supérieure, servir de voie aux agents infectieux. Mais indépendamment de ces deux veines, il y a encore la veine dite ophthalmo-faciale qui charrie une partie du sang de la pituitaire qu'elle quitte au niveau du trou sphéno-palatin pour passer ensuite sous la fente sphéno-maxillaire et gagner le confluent veineux du sommet de l'orbite.

Les rapports nécroscopiques des cas que nous possédons ne rendent pas compte de l'examen de ces diverses voies ouvertes à l'infection du côté de l'orbite et des sinus caverneux. Mais en tout cas, dans toutes les observations, nous trouvons que la veine ophthalmique et quelquefois plusieurs de ses branches (cas de Thibault) sont remplies de caillots, purulents ou non, dont l'existence pouvait être prévue durant la vie à cause de l'apparition des signes ordinaires de l'obstruction de ce vaisseau.

En ce qui concerne les signes précurseurs du développement du mal partant des fosses nasales, nous trouvons que presque toujours on a noté un coryza purulent, quelquefois tellement abondant qu'on aurait pu le prendre pour une manifestation de la morve (voy. obs. Vigla). Le coryza purulent ne nous semble pas sans analogie avec l'otorrée purulente et forme comme elle un excellent milieu de culture pour les agents infectieux. J. Russell dit que son malade souffrait depuis assez longtemps d'un coryza opiniâtre, mais il néglige de faire remarquer si ce coryza disparut après les frissons qu'éprouva son malade, comme cela arrive d'ordinaire pour les otorrhées anciennes. L'affection peut commencer par des douleurs intra et périorbitaires (obs. de Duplay), par la céphalalgie, les étourdissements (cas de J. Russell, de Thibault). Bientôt surviennent les frissons, les exacerbations fébriles, les vomissements qui indiquent le début de l'infection. A ce moment l'attention pourra être attirée du côté des fosses nasales par le nasonnement de la voix, l'ozène (cas de M. Duplay), le coryza, ou l'existence de tumeurs plus ou moins volumineuses. Quelquefois la connaissance d'un traumatisme ou d'une lésion antérieure pourra faire découvrir le point de départ des accidents. Au bout d'un temps variable, quelquefois après plusieurs semaines, le malade pourra se plaindre de troubles de la vue (obs. de Duplay et de J. Russell), et bientôt du côté de l'orbite apparaîtront les signes dus à l'oblitération de la veine ophtalmique et des sinus. Le délire pourra se produire, mais on pourra voir aussi (cas de M. Duplay) l'hébétude et un peu de subdélirium, vers la fin de la maladie, constituer les seules manifestations cérébrales d'affections aussi graves que la phlébite des sinus et la méningite suppurée.

Mais alors même que les signes orbitaires, tels que l'exophthalmie, le chémosis et l'œdème des paupières s'accompagnent de troubles cérébraux, on ne peut toujours affirmer l'existence d'une thrombose des sinus, car les signes cérébraux peuvent dépendre d'une méningite et les troubles de la circulation orbitaire d'un abcès de l'orbite. Nous en avons la preuve dans un cas qui appartient à Schæffer (*Prag. med. Woch.*, 1883, n° 3) : Un soldat atteint de coryza est pris de céphalalgie violente et de fièvre; une exophthalmie se produit, une suppuration abondante de mauvaise odeur se manifeste par la narine droite et une communication s'établit entre l'orbite et la cavité nasale. Le malade meurt avec des signes de méningite ; à l'autopsie, on trouve une méningite de la base du cerveau, avec carie du plancher supérieur de l'orbite et un foyer purulent de la grosseur d'une noix ayant détruit les cellules ethmoïdales (voy. *Archiv. d'ocu-lis*, 1885).

En présence de faits douteux, l'examen ophtalmoscopique devra toujours être pratiqué et pourra dans certains cas révéler une thrombose des veines rétiniennes dont la constatation sera un élément du diagnostic en faveur plutôt de la thrombose des sinus que du phlegmon orbitaire. Nous répétons ici ce que nous avons dit plus haut, à propos de la thrombose des sinus caverneux : dans certaines circonstances, le diagnostic ne deviendra certain que devant la gravité des symptômes cérébraux et l'apparition consécutive des troubles du côté de l'autre orbite, mais alors le médecin restera à peu près désarmé et assistera bientôt à un dénouement fatal.

Observation XXXVII

Par M. Duplay, *Arch. gén. de méd.*, 1874.

Ozène et otite purulente de nature syphilitique. — Phlébite des sinus du crâne et de la veine ophtalmique. — Méningite purulente. — Mort.

La nommée Adélaïde B..., âgée de 43 ans, journalière, entre le 20 mai, salle Ste-Marthe, n° 4.

Cette malade entre à l'hôpital dans un état général très grave. Peu de renseignements : trois mois avant, érysipèle de la face et du dos dont il ne reste aucune trace. Depuis quinze jours seulement elle souffre de l'affection actuelle. Elle fut prise de douleurs très vives intra et périorbitaires à droite. On ne peut attribuer sa maladie à aucune cause traumatique ou autre connue. Les douleurs du début sont allées en augmentant, et se sont accompagnées de troubles visuels du côté droit tels que brouillards, perceptions d'étincelles, et cela pendant huit jours environ, et ce n'est que depuis une semaine que l'œil droit est devenu plus gros, plus encore que nous le voyons aujourd'hui ; en même temps il est survenu une cécité absolue.

Si on l'en croit, depuis quinze jours seulement elle souffre de la gorge et sa voix est nasonnée.

Pas d'engorgement ganglionnaire ; aucune trace d'affection cutanée spécifique. Sur 8 enfants venus à terme, 4 sont morts.

État actuel. — La région de l'œil droit est considérablement gonflée. Les paupières sont rouges, œdématiées et recouvrent le globe orbitaire. En les écartant on constate un degré très marqué d'exophthalmie sans que le globe de l'œil lui-même paraisse augmenté de volume. En effet, la forme et la courbure de la cornée sont normales. Le globe oculaire reste presque complètement immobile quand on invite la malade à suivre les mouvements d'un doigt qu'on lui présente. Sa consistance est normale. On trouve une légère déformation de la pupille ; mais ce qui frappe surtout, c'est un chémosis considérable avec un peu d'infiltration sanguine dans la conjonctive.

Le pourtour de l'œil, le long des rebords orbitaires, c'est-à-dire à la base des paupières, est le siège d'une tuméfaction mollasse surtout accusée à la partie supéro-interne et qui paraît se continuer avec la voûte et la branche montante du maxillaire. Les voies lacrymales sont obstruées. Il y a une dacryocystite purulente et de la sécheresse des deux narines.

La cavité buccale est fuligineuse, les dents, le voile du palais, la langue sont recouverts d'un enduit croûteux noirâtre ; aussi est-il difficile de reconnaître quelles sont exactement les lésions dont on soupçonne l'existence sur le voile du palais.

L'oreille droite est sourde et a laissé échapper du sang depuis quinze jours. On lui a appliqué des sangsues ; 100 pulsations, peau chaude.

Diagnostic probable : Périostite syphilitique de la cavité orbitaire. Traitement : Gargarismes borax, glycérine, bouillon, vin. Pot. extrait quinquina.

Le 22 mai, T. 40°,2, P. 100.

Examen ophthalmoscopique. — Dépoli de la cornée. Pupille un peu mobile, mais à contours légèrement anguleux. Le fond de l'œil ne peut être exploré. On soupçonne les vaisseaux ; il y a comme un voile interposé. (Troubles du corps vitré.)

La gorge étant nettoyée, on constate une large perte de substance siégeant à droite de la luette sur le voile du palais dont elle échancre le bord postérieur, et au-dessus d'elle on voit deux ou trois perforations nettes et ulcéreuses. Quand le malade boit, il reflue quelquefois du liquide par les fosses nasales.

KI : 75 centigr.

Le 23. T. 49°, P. 124. Même état local. Constipation, anorexie, somnolence, toux et bronchite généralisée ; deux verres d'eau de Sedlitz.

Le 24. T. 39°,1. Râles de congestion pulmonaire à droite ; vésicatoire.

Le 25. Exophthalmie moindre ainsi que le chémosis. Plus de mobilité. État général grave ; pas de paralysie ni de contracture.

Le 26. T. 40°,2, P. 136. Affaissement extrême. Subdélirium la nuit. Langue sèche. La malade tousse, mais ne crache pas. Matité en bas, à droite. Râles, frottements dans toute la poitrine. Dyspnée extrême. Morte à 10 heures du soir.

AUTOPSIE le 28, 36 heures après la mort. — Œdème considérable et congestion passive des deux poumons qui sont noirs et ne crépitent plus en arrière.

Dans les autres viscères, rien de spécial.

Encéphale. — Après avoir enlevé la dure-mère, on trouve de la méningite suppurée en 2 points : 1° à la convexité, vers la partie moyenne du lobe frontal gauche. Le cerveau est ramolli superficiellement en ce point et parsemé de petites hémorrhagies punctiformes ; 2° à la base, au niveau de la protubérance et du bulbe, il s'écoule de tous ces points une certaine quantité de pus.

Sinus de la dure-mère. — Phlébite suppurative dans un très grand nombre de ces sinus ; notamment les sinus coronaires, caverneux, pétreux et du côté gauche, comme du côté droit.

Base du crâne. — Le périoste se détache très facilement de la selle turcique et de l'apophyse basilaire. Il est épaissi, rouge, et l'os au-dessous de lui est évidemment atteint d'ostéite. Il est rouge, pointillé, friable. En faisant des coupes du rocher du côté droit, on voit qu'il y a de l'ostéite, mais localisée surtout au voisinage du trou déchiré antérieur, où se trouve du pus en abondance.

Le pourtour de la caisse du tympan, où il existe un catarrhe purulent, est moins malade que l'extrémité antérieure de l'os.

Cavité orbitaire. — En enlevant la paroi supérieure de l'orbite, on ne trouve de ce côté aucune lésion osseuse. Il n'y a pas non plus de phlegmon intéressant tout le tissu cellulaire de l'orbite ; mais en disséquant ce tissu cellulaire, on trouve plusieurs collections purulentes en forme de fusées allongées, entourant les vaisseaux, surtout au côté interne du nerf optique. A la partie antérieure de l'orbite, le tissu cellulaire est complètement sain.

Le nerf optique ne paraît pas malade ; il est seulement en contact presque immédiat avec le pus.

L'œil n'a pas de lésions ; humeur vitrée intacte. A côté de la papille la rétine offre une ou deux taches blanchâtres.

Fosses nasales. — Coryza chronique non ulcéreux à la partie antérieure. La muqueuse est épaissie et un peu rouge. Plus on se rapproche des parties profondes, plus les lésions sont avancées. Dans les sinus sphénoïdaux, il y a une véritable collection purulente. La muqueuse est détruite et l'os mis à nu. C'est en un point correspondant à la face interne du crâne qu'on a trouvé l'ostéite et la plus grande quantité de pus dans les sinus de la dure-mère. On trouve des lésions analogues dans les cellules ethmoïdales jusqu'au voisinage de la cavité orbitaire droite; mais celle-ci reste saine.

OSERVATION XXXVIII

Par le Dr JAMES RUSSEL. In *Gaz. médicale de Paris*, 1878, p. 629.

Coryza; propagation aux cellules ethmoïdales et sphénoïdales. Inflammation des sinus voisins et méningite de la base.

Il s'agit d'un homme de 34 ans, qui souffrait depuis assez longtemps d'un coryza opiniâtre, avec écoulement nasal abondant, sans antécédent syphilitique manifeste. Vers la fin du mois de janvier dernier, ce malade fut pris subitement d'étourdissement et de violente céphalalgie. Le lendemain, il était forcé de garder le lit. Depuis cette époque, il se plaignait de vives douleurs dans la tempe gauche, avec des exacerbations le matin et le soir. Il existait aussi une sensibilité anormale au niveau des dents de la mâchoire supérieure. Ajoutons à cela des vomissements qui se répétaient fréquemment pendant une période de quinze jours.

Le 10 février, cinq jours avant son entrée à l'hôpital, le malade annonça que sa vue se troublait et qu'il ne distinguait pas les traits de sa femme aussi nettement que d'habitude. Le même jour, il eut un frisson, qui se renouvela le 14. En même temps, il offrait les signes d'un désordre intellectuel qui augmenta progressivement jusqu'au délire le plus confirmé. En l'examinant, M. Russel constata les phénomènes suivants : le regard avait un aspect étrange et sauvage; la tête était chaude, la langue était recouverte d'un enduit épais, et fuligineuse à sa partie moyenne, le pouls était à 130.

Le lendemain matin, on constatait un ptosis complet de la paupière supérieure gauche. Le globe oculaire était absolument immobile, la conjonctive injectée, la pupille légèrement dilatée, la cornée insensible. Quant à l'œil droit, il jouissait de tous ses mouvements. Le délire devint de plus en plus intense, il y eut des évacuations involontaires; la mort survint le 20 février.

L'examem ophthalmoscopique, pratiqué à plusieurs reprises, n'avait donné aucun renseignement important.

A l'AUTOPSIE, on trouva les sinus ethmoïdaux et sphénoïdaux remplis par un liquide sanieux et fétide, d'une coloration brune. La muqueuse, entièrement détachée de l'os, baignait dans ce liquide; quant aux parois osseuses, elles n'étaient pas nécrosées. Les cellules ethmoïdales antérieures étaient saines. Les sinus frontaux renfermaient un peu de liquide catarrhal. Dans toute la longueur du corps du sphénoïde, à partir des trous orbitaires jusqu'à l'apophyse basilaire, existait au-dessous de la dure-mère un vaste épanchement de sang à moitié décomposé. Le sinus caverneux gauche, le sinus circulaire et la veine ophthalmique gauche étaient oblitérés par un coagulum du sang presque pétrifié, dont les parois vasculaires étaient elles-mêmes infiltrées. Rien du côté de l'orbite. La cloison des fosses nasales n'offrait non plus rien d'anormal. Un exsudat abondant et sanieux recouvrait toute la partie moyenne de la base du crâne, il englobait complètement les vaisseaux et le nerf de la troisième paire à gauche.

Parmi les artères, les unes étaient vides, les autres renfermaient quelques caillots lâches; aucune n'étaient oblitérée. Rien du côté des autres sinus et des veines jugulaires. Les ventricules cérébraux contenaient une sérosité abondante et limpide et paraissaient fortement distendus.

OBSERVATION XXXIX

Obs. II résumée de la Thèse de THIBAULT.

Thrombose du sinus pétreux inférieur; phlébite du sinus caverneux et de la veine ophthalmique à la suite d'une légère blessure du nez.

Le 17 juin 1845, est entré à la Pitié, le nommé Sebert, âgé de 25 ans, garçon brasseur, ayant toujours joui d'une bonne santé. Une paille lui était entrée dans le nez quinze jours auparavant et avait amené une hémorrhagie peu abondante. Depuis cette époque, le malade n'avait cessé d'éprouver de la douleur dans la tête. Il y a quatre ou cinq jours il eut un frisson qui dura deux heures avec vives douleurs dans la tête et élancements dans l'orbite.

Etat actuel. — Face bouffie; paupières droites, à demi fermées, immobiles, presque transparentes, d'un volume très considérable; chémosis séreux très prononcé; le globe oculaire est projeté en avant; mouvements de l'œil très bornés, ce sont ceux d'abaissement et d'élévation qui s'exécutent le plus facilement; la vision est intacte.

Céphalalgie générale, beaucoup plus forte dans la partie antérieure et droite de la tête ; pas de prostration ; le malade peut se lever et faire quelques pas dans la salle, il répond facilement aux questions. Langue sèche, soif très vive ; inappétence ; pas de vomissements ; pouls petit, très fréquent, à 120.

Le 18. Même état. Pas de sommeil, ni agitation ni délire.

Le 19. Pendant la nuit, délire qui nécessite l'emploi de la camisole ; le gonflement des paupières a encore augmenté et a gardé la coloration de la face. Le malade répond à peine aux questions qu'on lui pose ; peau recouverte d'une sueur visqueuse ; respiration fréquente ; pouls très petit et fréquent. Mort.

Autopsie. — Pseudo-membranes molles, très minces, peu adhérentes à la surface interne de l'arachnoïde pariétale dans les deux fosses cérébrales et oblitération par des caillots sanguins des veines de cette région. Le sinus pétreux inférieur correspondant est oblitéré ; le sinus caverneux du même côté, perméable dans toute sa longueur, contient un liquide sanieux mélangé de sang et de pus que l'on retrouve dans la veine ophthalmique. Quelques branches de l'ophthalmique sont oblitérées par des caillots. L'examen de l'orbite ne révèle que de la sérosité. Il n'y a pas traces de lésions dans les fosses nasales.

Sérosité sanguinolente dans les poumons qui n'offrent aucunes traces de pus, mais quelques noyaux durs, bien circonscrits près de leur surface.

Les autres viscères examinés n'offrent pas d'altération appréciable.

Observation XI.

Obs. IV de la thèse de Thibault.

Phlébite de la veine ophthalmique et des sinus caverneux à la suite d'une ulcération tuberculeuse de la cloison nasale.

En 1839 se trouvait à l'Hôtel-Dieu, dans le service de M. Rostan, un jeune homme de quatorze ans environ, qui portait des tubercules dans presque toutes les parties du corps, et, entre autres, dans l'épaisseur de la cloison des fosses nasales qui était perforée de part en part par une ulcération de même nature. Ce malade n'offrait rien de particulier, lorsqu'il fut pris tout à coup d'un œdème considérable des paupières et de la conjonctive du même côté. Il y avait en même temps exophthalmie et conservation de la vision. Quelques jours après, il succomba, après avoir présenté des symptômes adynamiques. A l'autopsie, on trouva du pus dans la veine ophthalmique et les sinus caverneux, en même temps que des abcès métastatiques dans le foie.

CHAPITRE V

AFFECTIONS DES LÈVRES ET DES DENTS

Plus les affections des cavités de la face siègent loin des branches veineuses de la faciale, moins elles se compliquent de thrombose des sinus de la dure-mère.

Les lésions de la bouche, par exemple, si on en excepte toutefois les parois de son vestibule, constituées par les lèvres et la joue en avant, les arcades dentaires en arrière, en sont tout à fait exceptionnellement suivies. Ces lésions présentent de la périphérie au pharynx, une progression décroissante dans la fréquence de la maladie. Aux lèvres, la gravité bien connue du phlegmon, du furoncle ou de l'anthrax, tient comme l'a démontré Chabbert, de Toulouse, à l'existence de riches réseaux ou plexus veineux; mais au niveau des alvéoles et des gencives, les vaisseaux veineux sont devenus plus rares et moins développés, aussi les inflammations de cette région s'accompagnent-elles rarement de phlébite. Si nous arrivons dans l'intérieur de la bouche, nous remarquons que les réseaux veineux sont de plus en plus isolés des branches de la faciale. Ici il n'y a pas non plus de communication directe avec la circulation intra-crânienne mais interposition de plexus divers, tels que le plexus pharyngien, ptérygoïdien : c'est dire que les inflammations de la bouche et du pharynx suivront difficilement la voie veineuse pour atteindre les sinus; aussi les thrombo-phlébites des sinus d'origine buccale ou pharyngienne sont elles très peu connues.

Affections des lèvres.

Les lèvres contiennent un plexus veineux à mailles excessivement serrées, formé de trois plans, sous-muqueux, intra-musculaire, sous-cutané (Chabbert). Au milieu de cette richesse vasculaire on n'est pas étonné de voir les affections telles que l'anthrax, le furoncle, le phlegmon, causer des phlébites plus ou moins sérieuses. Les lésions de la lèvre inférieure sont moins souvent suivies de mort que celles de la lèvre supérieure. Cette différence dans la gravité de la maladie de deux parties anatomiquement semblables tient à la direction des rameaux afférents qui viennent des plexus qu'elles renferment. Ainsi, la veine labiale inférieure, qui représente le vaisseau collecteur, se porte de haut en bas pour se jeter à l'extrémité inférieure de la veine faciale, près de son abouchement dans la veine jugulaire interne; les rameaux des veines labiales supérieures se dirigent, au contraire, de bas en haut et viennent s'unir à la faciale au niveau du bord interne du muscle grand zygomatique (Chabbert), c'est-à dire non loin du grand angle de l'œil. Cette dernière disposition anatomique rend plus facile la communication de la circulation de la lèvre supérieure avec celle du sinus caverneux, par l'intermédiaire de l'angulaire et de la veine ophthalmique supérieure. Le sang veineux de la lèvre supérieure revient d'ordinaire au cœur par la faciale sans passer par l'orbite, obéissant ainsi, au moins dans la station verticale, aux lois générales de la pesanteur. Son passage par la veine ophthalmique lui est d'ailleurs rendu difficile à cause de l'existence de valvules au niveau de l'angulaire (Merkel et Festal). Mais, comme le prouvent surabondamment les faits pathologiques, il n'en est pas moins vrai que l'infection se propage des veines labiales supérieures et de la faciale à l'ophthalmique et aux sinus, soit que ces valvules soient rudimentaires ou fassent complètement défaut, soit encore que la phlébite, se développant par poussées successives, suive les parois de ces divers vaisseaux.

Pour expliquer cette extension de la phlébite du plexus labial, des veines coronaires, de la faciale, à la veine ophthalmique et aux sinus, Chabbert dans une thèse qui fait suite à son mémoire sur les veines de la face et du cou (*De l'anthrax des lèvres, ses complications, son traitement*. Paris, 1877, p. 18), fait intervenir puslieurs causes et entre autres le défaut de concordance entre le territoire veineux et le territoire artériel de la face et les effets de la pesanteur dans la position horizontale de la tête. Dans un territoire veineux si riche, si considérable, correspondant à un territoire artériel si bien délimité, « on conçoit, dit-il, que la vis à tergo soit presque nulle et que le cours du sang n'obéisse qu'aux règles de la pesanteur ». Et après avoir fait remarquer que les veines de la face ne renferment pas de valvules et que par suite le sang circule dans plusieurs sens, il termine : « En tenant compte des considérations sur la circulation veineuse, on voit que la propagation de la phlébite de la veine faciale à la veine ophthalmique, tout anormale qu'elle paraissait être, est rationnelle, et qu'elle tient uniquement à la position horizontale du malade, laquelle modifie le cours du sang veineux. »

Nous ne voulons pas nous arrêter plus longtemps au rôle que jouent les affections des lèvres dans la pathogénie de la thrombophlébite des sinus. Bien que ce rôle soit considérable, nous ne ferions que répéter ce que tous les auteurs ont écrit sur ce sujet. Il suffira de consulter le mémoire de Reverdin (*Arch. de méd.*, 1870), et les travaux de Chabbert pour avoir l'histoire à peu près complète de la question.

Affections des dents et des maxillaires.

Il n'est peut-être pas de médecin qui, dans la durée d'une carrière ordinaire, n'ait eu l'occasion de constater au moins un cas de mort à la suite des phlegmasies des lèvres et principalement de la lèvre supérieure. Mais ce qu'il est beaucoup plus exceptionnel d'observer c'est une terminaison fatale par thrombo-phlébite d'origine dentaire. Aussi, n'est-ce pas sans difficulté que nous avons pu nous procurer quelques cas d'affections dentaires présentant cette complication.

Nous croyons utile de dire un mot des symptômes observés du côté de l'orbite consécutivement aux inflammations venues des dents, parce que ceux-ci peuvent précéder l'envahissement des sinus. Les manifestations orbitaires d'origine dentaire sont *réflexes* ou *inflammatoires*. Ainsi, à la suite des périostites alvéolo-dentaires, surtout des périostites chroniques, comme l'a fait remarquer Pietkiewicz dans une thèse (1876) qui lui a été inspirée par M. Verneuil, on voit souvent survenir des troubles tels que la photophobie, l'amblyopie, le blépharospasme, etc. Ce sont là des accidents réflexes suffisamment expliqués par innervation sensitive des régions des dents et de l'orbite, innervation constituée par les diverses branches nerveuses d'un même tronc d'origine. On connaît également ces accidents sympathiques qui surviennent chez les enfants débilités au moment de la première dentition, et qui sont caractérisés par des symptômes convulsifs auxquels on a donné le nom de pseudo-méningite.

Mais indépendamment de ces accidents réflexes, il y a encore des accidents inflammatoires, qui sont moins fréquents que les premiers.

Les phlegmons de l'orbite ont depuis longtemps été signalés comme complication de la carie et de la périostite alvéolo-dentaire. Demarquay (*Traité des tumeurs de l'orbite*, 1860) en a rapporté trois observations. Mais, comme le fait observer M. Duret, « les recherches de Chabbert, sur l'appareil veineux de la face étant de date récente, cet auteur ignorait la filiation des phénomènes pathologiques ». Nous avons suivi dans le service de M. le professeur Duret, deux cas de lésions dentaires propagés à l'orbite dont notre maître a du reste parlé dans le travail qu'il a publié à propos de notre observation. Nous rapportons le premier qui est resté inédit et que M. Duret à mis obligeamment à notre disposition. Il a trait à un homme qui, à la suite d'une périostite alvéolo-dentaire de la première molaire supérieure droite fut pris de phlegmon de l'orbite avec exophthalmie, chémosis et œdème considérable des paupières du même côté que la lésion alvéolaire. Les symptômes inflammatoires de l'orbite, ainsi que les frissons et la fièvre, disparurent après ablation de la dent malade. Dans ce cas la transmission inflammatoire s'était faite par la voie lymphatique. Le second cas est consigné dans la thèse de notre excellent ami Bourgois, de Tourcoing (*Étude anat. et path. sur le sinus maxillaire dans son rapport avec les dents*. Lille, 1885, p. 33). Il s'agit cette fois d'un malade de 44 ans qui se fait extraire la deuxième prémolaire supérieure gauche. Trois ou quatre jours plus tard, gonflement douloureux de l'œil à la lèvre supérieure, occlusion des paupières avec aspect érysipélateux de la région. On découvre avec un stylet qu'il y a frac[illegible] de l'alvéole et ouverture du sinus maxillaire. L'instrument pénèt[illegible] jusqu'au plancher de l'orbite. Bourrelet œdémateux et périostite du rebord orbitaire; un abcès s'ouvre trois mois plus tard au niveau du canal sous-orbitaire. Incisions, drainage à travers le sinus, du rebord orbitaire à l'alvéole de la deuxième molaire; guérison. Dans ce dernier fait, la lésion traumatique de l'alvéole a eu pour principales conséquences un abcès du sinus maxillaire et une périostite du rebord orbitaire inférieur.

Nous voyons, d'après les deux observations précédentes, que l'inflammation partant du voisinage d'une dent pour gagner l'orbite peut suivre soit la *voie lymphatique*, soit la *voie osseuse* par le sinus maxillaire. Il existe une troisième voie que peut prendre cette même inflammation, c'est la *voie veineuse*. C'est surtout par cette dernière que s'opère l'envahissement des sinus crâniens. Notre observation en est un bel exemple. C'est la seule, croyons nous, où la propagation se soit faite aussi exclusivement par la voie veineuse. Il a été facile de constater à l'autopsie la continuité parfaite des lésions des veines, depuis le décollement purulent situé au niveau des dents et de la lèvre supérieure jusqu'aux sinus caverneux. La périostite alvéolo-dentaire des incisives supérieures droites a déterminé par voisinage une inflammation dans les sinus de la lèvre, et a causé une phlébite du plexus labial qui a gagné successivement la veine coronaire, la faciale, l'angulaire, l'ophthalmique et les deux sinus caverneux. La marche de la thrombo-phlébite dans ce cas n'a pas différé de celle qui complique l'anthrax des lèvres.

Vigla, dans sa thèse sur la morve (1830), cite un fait où la veine faciale était prise comme dans notre cas, mais le sinus maxillaire était également très intéressé; M. Colombe, de Lisieux, rapporte aussi un cas de périostite alvéolaire suppurée qui aurait amené l'inflammation des sinus crâniens par la faciale, mais l'examen nécroscopique n'ayant pu être pratiqué il n'est pas prouvé que la propagation se soit faite ainsi.

Dans les autres cas que nous publions, la transmission s'est opérée moins directement. Au lieu de prendre de suite la voie veineuse, l'inflammation a suivi plus ou moins longtemps la voie osseuse, et évité l'orbite, en gagnant le plexus ptérygoïdien, pour atteindre de là les sinus caverneux par l'intermédiaire des veines du trou ovale (obs. de Boiteux). Cependant dans son cas M. Zawadzki (obs. XLVI) pense que la septicémie a suivi par continuité les veines sous mentales, sublinguales, pharyngiennes et le plexus ptérygoïdien. Mais l'examen de ces diverses branches veineuses n'a pu être pratiqué, de sorte qu'il est difficile d'affirmer si c'est bien cette voie qu'ont prise les agents infectieux. Nous avons cru bon de rapporter une observation de M. Abblast où la carie d'une molaire amena une méningo-encéphalite avec exophthalmie double. Les lésions intéressaient surtout les os et présentaient une extension des plus remarquables; l'ostéite, partie du maxillaire inférieur gauche, remontait jusqu'à la base du crâne et la selle turcique, en passant par la fente sphéno-maxillaire. Mais, loin de s'arrêter à l'intérieur du crâne, les lésions osseuses avaient envahi la cavité orbitaire droite et se développaient déjà sur le maxillaire droit, si bien que, si la mort se fût produite un peu plus tard, on aurait pu voir l'ostéite revenir à son point de départ, après avoir décrit une circonférence passant par la cavité orbitaire gauche, l'intérieur du crâne, et la cavité orbitaire droite. L'exophthalmie a dû être produite par l'inflammation du tissu rétro-bulbaire, mais il est regrettable que dans ce cas, on ait négligé l'examen des veines ophthalmiques qui pouvaient être lésées au même titre que le nerf optique. Quant aux sinus, il n'est fait mention que de leur engorgement.

Nous n'avons pas l'intention de décrire les symptômes qui indiquent la marche de ces complications d'origine dentaire. Ceux-ci sont des plus variables, s'il faut en croire les observations que nous relatons. Nous nous bornerons à dire quelques mots du cas que nous avons observé nous-même. Ce qui nous a surtout frappé et ce qui est digne d'être retenu, c'est l'aspect particulier des phénomènes locaux qui se manifestent souvent dans ces sortes d'inflammations septiques venues de la face ou des dents. Lorsque nous vîmes notre malade pour la première fois, nous portâmes le diagnostic d'érysipèle de la face. Il y avait, en effet, une rougeur œdémateuse qui devait faire penser à cette dermite, car en ce moment il n'y avait pas encore de symptômes cérébraux.

Le gonflement de la face ne permettait pas de constater d'induration veineuse, de sorte qu'on ne pouvait affirmer l'existence d'une phlébite. L'inflammation cutanée paraissait s'être développée sans cause connue, car le malade n'attirait pas l'attention du côté des dents. Chose curieuse, jamais le malade ne se plaignit des lésions périphériques qui se sont développées insidieusement avant d'atteindre les sinus.

Il y a là une sorte de contradiction entre cette bénignité apparente des lésions primitives et les graves complications crâniennes. Mais ce contraste n'a pas lieu de nous étonner outre mesure, puisque nous l'observons assez souvent dans les plaies infectées des autres points de la face et du crâne.

Il est commun, dans les cas semblables au nôtre, de prendre au début l'affection pour un érysipèle facial.

Nous trouvons mentionné dans un grand nombre d'observations cet aspect érysipélateux des phlébites faciales qui se propagent aux sinus.

Nous ferons remarquer que les affections des maxillaires et des gencives peuvent, comme la périostite alvéolo-dentaire, produire de la même façon l'inflammation des sinus crâniens.

Nous lisons dans les Annales d'oculistique de 1885, la relation d'un cas de thrombose des sinus causée par une épulis.

Cette observation due à Landsberg (*Central f. praktische Augenheilkunde*, 1883) est incomplète, parce que l'examen anatomique manque, mais elle n'en est pas moins intéressante à signaler à cause de la rapidité d'évolution du processus, sa prompte extension au centre visuel, avec abolition de la vision, et l'affection presque insignifiante qui a été le point de départ de tous les accidents.

Observation XLI

Phlegmon de l'orbite consécutif à une périostite alvéolo-dentaire.

Le nommé Mest... Edmond, âgé de 30 ans, mouleur en fer, entre le 25 novembre, à la Charité dans le service de M. le prof. Duret.

Pas d'antécédents morbides. Le malade est dans l'impossibilité d'indiquer une cause quelconque. Vers vingt ans, il a eu une blennorhagie, et un bubon qu'on lui ouvrit.

Vers le 18 novembre, le malade sentit de petites douleurs lancinantes dans le côté droit de la tête, principalement autour de l'œil droit.

Ces douleurs s'accrurent, et empêchèrent le malade de dormir. Elles persistèrent pendant 3 jours, sans qu'aucun autre signe pût faire soupçonner un phlegmon de l'orbite, et malgré cela le malade n'éprouvait aucun trouble visuel. Au 3e jour de son affection, il s'aperçut que les paupières se gonflaient, en l'espace d'une heure, assure-t-il. Les douleurs augmentaient, augmentent d'intensité la nuit.

Actuellement l'œil est gonflé et proéminent, les paupières sont le siège d'un œdème considérable.

Le sillon sus-palpébral a disparu. Il existe un chémosis très net.

La peau est rouge et tendue. Les paupières présentent un aspect phlegmoneux.

L'angle inférieur a également disparu. Quand on soulève les paupières, on voit un chémosis considérable, et le reste de l'œil est absolument intact.

Presque tous les jours, le malade était pris de frissons. Traitement : calomel, 1 gr., ong. napolitain, cataplasme.

Le 26. T. V. 39°,7.

Le 27. M. 38°,6. S. 37°,8, on continue le même traitement.

Le 28. Avulsion de la 1re molaire droite et supérieure. A partir de ce moment, la fièvre est tombée.

Le 29. M. 37°,8.

On sent la fluctuation au niveau du sillon orbito-palpébral ; les douleurs aiguës ont d'ailleurs cessé. On fait au bistouri une incision transversale, et l'on remarque, en enfonçant la sonde cannelée, un vaste décollement. Il ne sort pas de pus. On met dans l'incision une mèche de coton et on applique un pansement de Lister.

Le chémosis a presque disparu. Le pli orbito-palpébral revient, la rougeur s'efface, plus d'injection de l'œil.

5 décembre. L'état local est presque redevenu normal, mais il y a encore un peu d'exophthalmos. Les paupières ont conservé une teinte rouge vineuse. Il existe au niveau de l'angle interne de l'œil une induration qui a presque disparu le jour où part le malade.

Observation XLII

In *Traité d'ophthalmologie* de M. de Wecker.

Phlegmon de l'orbite d'origine dentaire. — Extraction d'une molaire plombée. — Guérison.

Un garçon de 9 ans est pris des symptômes les plus caractéristiques d'une cellulite rétro-bulbaire du côté gauche, sans qu'un traumatisme ait précédé.

L'examen de l'orbite et de la bouche ne montre rien d'anormal, mais, trois jours auparavant, l'enfant s'était plaint de violents maux de dents du côté gauche. Le dentiste consulté deux jours auparavant avait déclaré qu'une molaire plombée, la dernière du côté gauche n'était pour rien dans la provocation de ces douleurs, occasionnées d'après lui par la dent à venir. C'est dans la soirée que les paupières commencèrent à gonfler et qu'avec des douleurs violentes et de la fièvre l'œil fit saillie pendant que les maux de tête s'étaient dissipés. Cette procidence diminua un peu les jours suivants, mais le cinquième jour elle s'accusa davantage et la vue qui avait été jusqu'alors excellente baissa sensiblement. Quoique le dentiste s'opposât à l'extraction de la molaire plombée elle fut enlevée et on reconnut que ses trois racines étaient atteintes. Le soir même le gonflement de l'œil avait notablement diminué, pourtant deux jours après la palpation fit découvrir une tumeur dans l'orbite qui se pointa et laissa échapper le lendemain une quantité modérée de pus pendant que le gonflement des paupières et la procidence de l'œil avaient complètement disparu. La sonde pénétra jusqu'à un centimètre dans le canal dentaire qui ne se ferma qu'à la suite d'injections d'acide carbolique à 1 0/0 après cinq semaines. La vision revint complètement. Trois ans après la dent qui devait avoir occasionné les douleurs n'avait pas encore apparu.

Observation XLIII (personnelle)

Périostite alvéolo-dentaire suppurée. — Phlébite de la veine ophtalmique droite, propagation aux sinus caverneux et à la veine ophtalmique gauche.

Le nommé Edouard V..., journalier, âgé de 54 ans, entre dans le service de chirurgie le 3 novembre 1885.

Ce malade ne donne que des renseignements très vagues sur les débuts de sa maladie. Il y a une huitaine de jours, après avoir passé la nuit dans une grange froide, il eut un frisson, de la céphalalgie, en même temps gonflement de la gencive et de la lèvre supérieure.

1er novembre. Grand frisson ; la tuméfaction gagne l'aile du nez.

Le 3. Le malade entre à l'hôpital de la Charité et il est dirigé vers le service de médecine ; il présentait alors un gonflement de la face avec rougeur, engorgement ganglionnaire sous-maxillaire, qui firent penser d'abord à une lymphangite ou à un érysipèle.

Le 4. Un abcès périostique, siégeant au niveau des incisives supérieures droites, s'ouvre spontanément. Écoulement d'un pus très fétide. Phénomènes généraux graves. Délire. T. S. 40°,1.

Le 5. Le malade est dirigé en chirurgie. L'état général est toujours grave. Lèvres sèches, fendillées, fuligineuses; narines pulvérulentes. Il accuse des douleurs vives dans la région frontale.

La lèvre supérieure est considérablement épaissie et œdématiée, ainsi que la peau de la joue; la rougeur et le gonflement remontent jusqu'à l'angle du nez et ont envahi les paupières de l'œil droit et la région sus-orbitaire correspondante; toute cette région est empâtée et douloureuse à la pression; la rougeur ne cesse pas brusquement, mais se fond graduellement jusqu'au tissu sain.

En soulevant la lèvre supérieure, on constate au niveau des incisives supérieures droites un décollement de la muqueuse gingivale, à bords irréguliers et noirâtres. Un pus fétide s'écoule par l'ouverture. Les incisives sont manifestement altérées et ont déterminé l'abcès alvéolaire; on les extrait sur-le-champ.

On explore avec le stylet les cavités alvéolaires; mais l'instrument est arrêté bientôt. Le décollement sous-muqueux remonte à 2 ou 3 cent.

Les deux paupières de l'œil droit sont très œdématiées, mais le gonflement de la paupière supérieure, au lieu de s'arrêter au sillon orbito-frontal, efface ce sillon et se continue directement avec la région sourcilière tuméfiée. En écartant les paupières on constate d'abord un chémosis séreux ainsi que l'exophthalmie du globe oculaire droit. En outre, l'œil est presque immobile et la vision est altérée.

L'examen ophthalmoscopique ne peut être pratiqué à cause de l'état du malade.

Purgatif. Calomel à haute dose.

Le 6. État stationnaire. T. S. 39°. Douleur frontale très vive, état soporeux.

Le 7. T. M. 37°,8. La tuméfaction de la face n'a pas diminué, on ne perçoit pas de fluctuation. Le chémosis séreux est devenu énorme, l'exophthalmie très apparente; pas de dilatation pupillaire. Calomel. Sangsues à la région temporale droite. T. S. 38°,2.

Le 8. T. M. 40° Croyant à la possibilité d'un phlegmon profond de l'orbite et voulant le faire avorter, M. Duret pratique une incision le long du sillon orbito-frontal; la sonde cannelée est ensuite introduite, en suivant la voûte orbitaire jusqu'à une profondeur de plusieurs centimètres, sans amener l'issue de pus. T. S. 40°,5. État soporeux persistant.

Le 9. Pas d'amélioration. T. M. 39°. T. S. 40°,1. Saignée de 250 gr.

Le 10. Le chémosis séreux de l'œil droit diminue, ainsi que le gonflement des paupières ; mais au niveau de l'aile du nez et de l'angle interne de l'œil, la tuméfaction persiste. On observe en outre, ce matin, que l'œil gauche se prend à son tour, il existe une tuméfaction péri-orbitaire, de l'exophthalmie et un chémosis très considérable.

M. Duret fait de ce malade l'objet d'une leçon clinique et porte le diagnostic de phlébite de la veine ophtalmique droite, ayant occasionné, par propagation de l'inflammation d'origine septique, une thrombose du sinus caverneux droit, du sinus transverse, et plus récemment du sinus caverneux gauche et de la veine ophthalmique de ce côté.

Les éléments du diagnostic se trouvent en effet tous réunis chez ce malade.

T. M. 39°,7. T. S. 40°,4.

Le 11. On constate que les veines temporales, frontales, la préparate sont très dilatées. T. M. 40°. État comateux. L'examen de l'urine révèle l'existence d'une certaine quantité d'albumine.

Mort à 6 heures du soir. T. 42°.

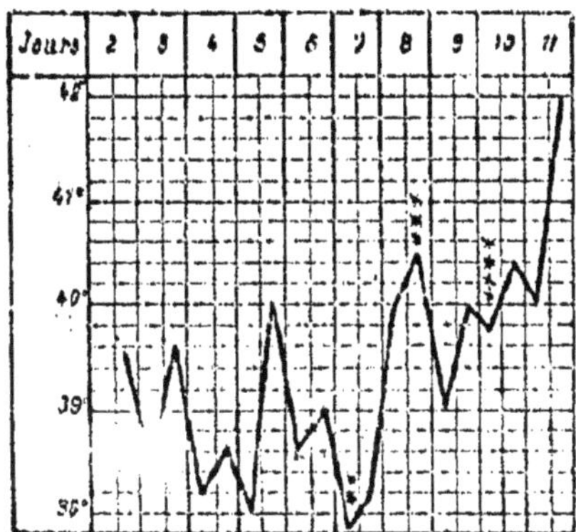

* Avulsion des dents ; désinfection locale ;
** Sangsues à la tempe
*** Incision de l'orbite ;
**** Saignée.

Autopsie. — Le cuir chevelu étant rabattu en avant et en arrière, après une incision verticale passant au niveau des apophyses mastoïdes, on enlève la voûte du crâne. A l'enlèvement des parties molles on voit sourdre une goutte de pus à l'angle interne et supérieur de l'œil droit.

Les centres encéphaliques sont enlevés; on ne trouve pas trace de pus à la base de l'encéphale, mais on constate un peu d'œdème cérébral.

De plus, on trouve au niveau de la 3e circonvolution frontale gauche un foyer de ramollissement ancien de la grandeur d'une pièce de 50 cent. A l'intérieur du cerveau, la veine de Galien et les veines choroïdiennes sont turgides, et il y a un peu de pus dans les prolongements sphénoïdaux des ventricules latéraux. Le ventricule moyen est sain.

M. Duret détache alors à la scie la voûte orbitaire, et fait remarquer que le périoste de la voûte du côté droit se détache beaucoup plus facilement qu'à l'état normal. Au niveau des orbites, les veines frontales interne et préparate sont turgides, et celle du côté gauche est obstruée par un caillot fibrineux.

Le sinus caverneux doit être rempli par une masse séro-purulente, qu'on trouve encore, ainsi que des caillots et du putrilage, dans le sinus pétreux supérieur, le sinus latéral et le sinus transverse. Au niveau de ce dernier, le pus est en assez grande quantité pour qu'on puisse l'enlever avec le manche du bistouri. Une certaine quantité de cette matière est gardée sous lamelle pour être soumise à l'examen.

Dans le sinus caverneux gauche et jusque dans le sinus pétreux du même côté, on trouve un mélange de pus et de sang formant une sorte de magma grisâtre analogue à la matière cérébrale. Quant au sinus latéral, il paraît sain, mais il renferme un léger caillot gélatineux.

A l'enlèvement de la voûte orbitaire gauche, on se trouve en présence d'un véritable putrilage. Les veines ophthalmiques supérieures de ce côté sont moins développées qu'à l'état normal, mais dans l'intérieur de l'orbite, on trouve une veine dont le calibre est aussi fort que celui de la radiale, oblitérée par un caillot. On remarque enfin que le tissu cellulo-adipeux de l'orbite est épaissi et induré comme s'il avait subi un certain degré d'inflammation.

On fait alors une incision verticale à la partie interne de la joue droite, afin de rechercher l'état de la veine faciale. La veine angulaire de ce côté est énorme et distendue par le pus, et cet état se continue, en bas, jusque sur les côtés de l'aile du nez, et en haut jusqu'à l'angle interne de l'œil, où le pus se trouve encore en plus grande quantité. En suivant en bas la veine jusqu'au niveau du bord inférieur de la lèvre supérieure, on trouve un caillot se continuant avec le décollement purulent observé en cet endroit pendant la vie. En haut, l'angulaire communique avec la veine préparate qui contient aussi du pus.

Dans la cavité de l'orbite droite on trouve à la partie supérieure, au niveau du droit supérieur, une veine blanchâtre gonflée par du pus, et communiquant en avant avec la préparate et l'angulaire, en arrière avec le sinus caverneux.

Quant au sinus maxillaire, il ne contient aucun liquide pathologique. Le reste de l'autopsie n'a pu être pratiqué.

Observation XLIV

Thèse de Vigla, 1839.

Carie dentaire, phlébite de la veine faciale, de l'ophtalmique et des sinus caverneux.

Un homme entre à l'hôpital pour une fluxion consécutive à une carie dentaire. Au bout de quelques jours, le gonflement s'étendit aux paupières et au front ; un exophtalmos léger se produisit ; un catarrhe intense avec enchifrènement se déclara. Blandin, consulté diagnostiqua une phlébite de la veine ophtalmique et des veines faciales, et une inflammation violente du sinus maxillaire droit. Le malade mourut dans le délire, et l'on constata l'existence d'un abcès siégeant entre la pituitaire et la cloison à droite. On trouva du pus ou des caillots dans la veine frontale et l'ophtalmique, ainsi que dans les sinus caverneux ; la veine méningée moyenne était enflammée ; un peu de méningite existait à ce niveau ; il y avait de nombreux noyaux métastatiques dans le poumon, et plusieurs foyers purulents dans les reins ; la pituitaire était enflammée, mais la rougeur n'avait pas le même caractère que dans la morve ; il n'y avait ni pustules, ni granulations. Le malade n'avait pas eu de contact avec les chevaux (Vigla. Thèse de Paris, 1839).

Observation XLV

Due à l'obligeance de M. Zawadzki. In *Gazeta Lekarska*, 1886.

Thrombose des sinus crâniens et septico-pyohémie à la suite de l'ablation d'une dent.

Le 23 novembre 1885 est apporté à la clinique de Varsovie Léopold K..., serrurier, âgé de 46 ans. Le malade paraît assez robuste mais son facies exprime un grand abattement. Ses réponses sont illogiques comme s'il venait de se réveiller.

De temps en temps il porte la main à la tête en poussant des gémissements. La peau et la conjonctive oculaire présentent la coloration ictérique. Léger abaissement des paupières supérieures ; rétrécissement des pupilles. Au niveau de l'angle de la mâchoire inférieure gauche nous trouvons sur une assez grande étendue une tuméfaction indurée. La saillie commence à deux centimètres plus bas que la conque de l'oreille gauche et s'étend jusqu'à égale distance de l'angle de la mâchoire et de la partie médiane du menton. Elle est légèrement rouge, indolore, non fluctuante.

L'examen de la cavité buccale permet de constater que la partie inférieure de la joue gauche, la gencive inférieure gauche, le côté gauche du voile du palais, les parois inférieures et latérales du pharynx sont tuméfiés, rouges et durs. Dans la mâchoire inférieure de ce côté manque la dent de sagesse; son alvéole est remplie de matière purulente. En pressant avec le doigt la face externe de la gencive nous voyons une quantité assez abondante d'un pus fétide s'écouler de l'alvéole. L'aspect des artères et veines du cou est le même des deux côtés. Engorgement des ganglions lymphatiques.

L'auscultation du poumon révèle une respiration rude; la percussion une matité en arrière à la base gauche.

La rate est considérablement augmentée. Rien de remarquable dans les autres organes.

Le malade tousse souvent et expectore des crachats peu abondants, fétides et presque liquides. Il n'y a pas d'irrégularité des phénomènes nerveux du côté de la peau ni du côté des muscles. Les crachats renferment une multitude de corpuscules purulents et de bactéries punctiformes et isolés. L'urine (800 cent. par 24 heures, densité 1015) présente des traces d'albumine. La température est de 39° C. 90 pulsations par minute.

La femme du malade raconte qu'il était toujours d'une santé parfaite. Il se plaignait dernièrement d'une dent de la mâchoire inférieure gauche. Il y a quinze jours il alla trouver l'aide chirurgien qui lui arracha cette dent. La douleur au lieu de se calmer est devenue plus vive ; le lendemain la gencive et toutes les parties voisines se sont œdématiées. Le malade ouvrait difficilement la bouche, ressentait des frissons et avait d'abondantes sueurs. Les jours suivants surdité du côté gauche et violente céphalalgie. Au niveau du point de l'ablation dentaire on a plusieurs fois constaté la sécrétion d'un pus fétide qui s'écoulait dans la cavité buccale. L'œdème et la douleur locale ont beaucoup diminué, mais en revanche la céphalalgie est devenue plus accentuée et les frissons plus fréquents ; le malade perdait connaissance et c'est dans cet état qu'on l'a fait entrer à la Clinique.

A la fin de son séjour à l'hôpital il a eu des attaques épileptiformes. La température oscillait entre 37°,5 et 39° C. Le 27 novembre mort du malade.

Autopsie faite par M. Przewoskiego, prosecteur, qui raconte ce qui suit :

Peu de raideur cadavérique. Sur la peau de coloration jaune on aperçoit des stries violacées sur toutes les parties qui correspondent aux grandes branches veineuses. En ouvrant le crâne, on constate que la dure-mère est considérablement distendue et les sinus veineux de la voûte sont remplis de sang foncé, presque liquide. Après avoir incisé la dure-mère du côté gauche on voit s'écouler environ deux gr. d'un liquide transparent. Les veines de la pie-mère sont gorgées de sang. La substance cérébrale et cérébelleuse n'offre pas de modification sensible. Une fois le cerveau enlevé la base du crâne présente les particularités suivantes : la dure-mère qui recouvre le pariétal, le sphénoïde et le rocher gauche est tapissée à sa face interne d'une couche de pus fétide (*pachymeningitis ichorosa*). En coupant la dure-mère au niveau des sinus veineux on trouve que le sinus caverneux, intercaverneux et la partie antérieure du sinus pétreux supérieur gauche sont oblitérés par une masse putréfiée jaune grisâtre (*thrombosis ichorosa*). Réplétion des autres sinus par un sang foncé presque fluide.

Incision longitudinale sur la ligne médiane du cou de façon à rabattre les parties molles de chaque côté jusqu'à l'endroit d'où a été arrachée la dent.

On voit que toutes les parties molles en rapport avec cette région durant la vie sont infiltrées de pus ; les veines en cet endroit sont remplies d'un pus fétide (*phlegmone septicum*).

Le périoste du pourtour de l'alvéole de la dent arrachée est séparé de l'os maxillaire sur une hauteur de deux centimètres par le même pus fétide (*periostitis ichorosa*). L'os qui circonscrit l'alvéole ne présente rien de remarquable.

L'autopsie des autres organes révèle une pneumonie cachectique (*pneumonia cachecticorum*) dans le lobe inférieur du poumon gauche, et des abcès métastatiques dans les deux poumons. Rate molle doublée de volume, avec quelques infarctus sanguins. Reins congestionnés et hypertrophiés. La muqueuse intestinale est altérée et présente l'aspect tuberculeux. Rien à noter dans les autres organes.

Observation XLVI (inédite)

Due à l'obligeance de MM. Piéchaud et Suss.

Mauvaise évolution d'une dent de sagesse; abcès de la fosse ptérygo-maxillaire, phlébite des sinus de la base du crâne et abcès du cerveau.

Nicolas D..., 33 ans, garçon glacier, entre le 12 décembre 1877 à l'Hôtel-Dieu, dans le service de M. le Prof. Richet.

Ce malade présente sur le côté gauche de la face une tuméfaction assez considérable qui s'étend du bord inférieur de la mâchoire inférieure jusqu'à la région oculaire, sans l'envahir cependant. Il n'existe point de gonflement au-dessous et en arrière de l'oreille correspondante. A première vue l'état général paraît bon, mais, peu de temps après son admission, le malade est pris d'un violent frisson.

Historique. — Il y a huit jours à la suite de son travail ordinaire, sans qu'il puisse en indiquer la cause, il ressent une douleur au niveau des dernières dents molaires inférieures gauches, douleur qui s'irradie bientôt vers le côté correspondant de l'arrière-bouche. Dès le lendemain, il éprouve quelque difficulté dans la déglutition, comme s'il avait une angine, puis, à un certain jour qu'il ne sait préciser, il crache tout à coup du pus en assez grande quantité (à ce moment là et dans les jours qui ont précédé, les douleurs dans la mâchoire et le pharynx ont été très vives). Deux jours après le début des accidents le malade avait cessé tout travail.

Ajoutons à ces renseignements que cet homme répond bien aux questions qui lui sont faites; mais il est peu intelligent et n'a pris, ce nous semble, aucun soin, aucune inquiétude de sa maladie, si bien que les renseignements recueillis restent forcément incomplets.

12 décembre 1877. Le soir, il ne tremble plus, le frisson de la journée a cessé. Délire la nuit.

Le 13. M. Richet constate les signes extérieurs déjà mentionnés. La tuméfaction est rouge (peut-être cette rougeur résulte-t-elle de l'application des topiques employés par le malade), elle s'accompagne d'une tuméfaction notable des parties molles et d'une fluctuation ou fausse fluctuation étendue à toute la partie malade.

L'écartement des mâchoires est difficile; cependant, on peut en aidant les efforts que fait le malade, arriver à introduire une spatule sur la langue et à explorer le pharynx.

Du côté correspondant, l'arrière-gorge est tuméfiée, l'amygdale en particulier, est rouge et criblée de points blancs dus à l'engorgement des cryptes de cet organe. Comme on l'avait vu la veille, on voit encore une certaine quantité de pus dans le sillon qui sépare la langue de l'amygdale. Depuis son entrée, le malade n'a cessé d'en rejeter par la bouche, son crachoir en contient une certaine quantité.

Le doigt introduit dans la bouche arrive facilement sur la dernière dent molaire supérieure; mais, sur le maxillaire inférieur, il est arrêté vers la branche postérieure et on contourne avec peine la dernière molaire qui, en dehors, se trouve appliquée sur les tissus tuméfiés dont l'induration s'accentue à mesure que l'on s'approche de la face externe de l'os.

Cette induration est manifeste surtout à l'exploration extérieure des parties tuméfiées, lorsque de la bouche on revient sur la partie externe de la joue. Rien du côté du cou.

M. Richet avec un bistouri à lame étroite, pratique vers le milieu de la joue, une simple ponction. Il n'y a pas de pus, mais au moyen de la sonde cannelée, on arrive dans des tissus semblant fongueux d'où il s'écoule une grande quantité de sang, et enfin, la pointe de l'instrument, lorsqu'on la dirige en arrière et un peu en bas, vient buter contre une surface osseuse, dénudée, qui donne bien la sensation que peut seule offrir la face externe du maxillaire privé de son périoste.

Le 14. A partir de ce moment l'état local et général restent dans la même situation. Aucun phénomène cérébral. Point de diarrhée ; fonctions normales. L'appétit, est cependant diminué ou nul, du reste la déglutition encore difficile, ne permet que des aliments liquides. Le soir petits frissons et augmentation de la fièvre. Ces frissons du soir persistant et le malade se plaignant, à ce moment, de douleurs de tête, de simple céphalalgie, on prend la température qui s'élève continuellement, le soir, à 39°,5 et 40.

En présence de ces faits, M. Richet pense que le malade est sous l'influence d'une intoxication par le pus dégluti en assez grande abondance.

Le 26. Aussi ordonne-t-il le 26, un gr. de sulfate de quinine. La veille et l'avant-veille, le malade s'est plaint de ressentir des douleurs spécialement dans l'œil gauche ; cependant de l'examen qu'on avait fait alors, il n'était résulté rien de particulier ; point de différences dans les pupilles, point de paralysie des muscles de l'œil, aucun œdème des paupières, il n'y avait point davantage de points douloureux sur les rameaux du trifacial. T. S. 40°. Délire durant la nuit.

Le 27. A la visite du matin, l'interne trouve le malade très calme. Lorsqu'on s'approche de son lit, il s'assied, mais ne répond pas aux questions qu'on lui adresse ; s'il y répond, c'est par des mots incohérents et inintelligibles qui, même, ne rappellent aucune expression connue. Au surplus, il reste indifférent à l'examen dont il est l'objet et ne témoigne aucune douleur. A deux reprises, cependant, quand on lui demande s'il va bien, il répond oui ou non indistinctement, sans qu'on puisse saisir une suite dans les idées. Les jours précédents le sens de l'ouïe paraissait intact du côté malade ; aujourd'hui, l'exploration devient inutile, nulle dans ses résultats. Point de paralysie des membres. Soir, T. 40°.

En outre, le même jour, sa famille étant venue le voir, elle avait aussi constaté qu'il ne parlait pas, mais après le départ de ses parents, vers huit heures et demie du soir, il s'est levé et a conversé comme précédemment ; il s'est recouché et a causé jusqu'au lendemain, vendredi 28.

Le 28. A 9 h. du matin, l'interne trouve le malade en apparence dans le même état que la veille, il ne parle plus, ne répond plus aux questions, il semble souffrir de l'œil gauche ; les paupières sont demi-closes. Point de strabisme, la pupille gauche est un peu plus dilatée que celle du côté droit (côté sain). Le membre supérieur du côté droit retombe inerte quand on le soulève. Les mouvements et la sensibilité sont absolument abolis. Il en est de même du membre inférieur droit. L'hémiplégie est absolue, avec absence complète de la sensibilité réflexe. La même observation peut être faite du côté de la face ; en excitant la face du côté gauche (côté malade) on obtient des mouvements qui témoignent de la douleur, tandis que l'excitation du côté droit, si énergique qu'elle soit, reste sans réaction. La perte de la sensibilité est absolue.

Les traits de la face ne sont pas déviés, on ne peut reconnaître s'il y a de la paralysie faciale. Le malade est dans un état d'indifférence absolue. Vésicatoire sur chaque cuisse, 1 gr. de calomel. T. 40°.

Mais, chose contradictoire, et certifiée par ses voisins de lit et la sœur de la salle, ce malade lui demanda du café.

Le 29. M. Richet s'étant absenté, M. le Dr Cusco voit le malade, il est alors dans le même état que la veille. Il semble y avoir de la paralysie faciale du côté gauche (côté malade); les traits, à droite, sont tirés légèrement. L'œil gauche est toujours peu ouvert, mais, en écartant les paupières, on voit le globe de l'œil se mouvoir dans tous les sens.

Ici encore se place une anomalie étonnante, ses voisins furent stupéfaits et la sœur alla jusqu'à douter de leur parole, lorsqu'ils lui dirent que le malade s'était levé, était venu, en titubant, s'asseoir près de leur lit, et, s'adressant à l'un d'eux qui, à la suite de l'ablation d'une tumeur parotidienne avait eu de graves hémorrhagies de la pharyngienne, lui dit : « Vous avec une fameuse chance, j'aurais bien cru que vous n'en seriez pas revenu », puis il avait regagné son lit et s'était recouché, probablement vexé ou ennuyé de ne plus être compris par ceux à qui il adressait la parole, car après avoir dit la phrase précédente assez distinctement, il prononça d'autres mots incohérents et inintelligibles.

Les 30 et 31. A partir de ce moment affaiblissement progressif, puis respiration stertoreuse qui aboutit au coma. On fut cependant obligé de lui attacher la main gauche qu'il portait sans cesse dans ses matières fécales, et pour l'empêcher de tomber du côté opposé.

Dans les 24 dernières heures, il y a de la contracture des muscles du cou, qui amène la déviation de la tête du côté gauche. Cette contracture permet, cependant, de ramener la face du côté opposé, dès qu'on l'abandonne à elle-même, la déviation se produit de nouveau. T. 40°,4.

On peut noter que la connaissance ne l'abandonna pas, au dernier moment, particulièrement, car la sœur lui tenant la main, le pria de la lui presser s'il la reconnaissait, ce qu'il fit à plusieurs reprises. Enfin il expira le 31 décembre à 6 heures du soir.

Autopsie. — Abcès de la fosse ptérygo-maxillaire commençant d'une part avec le périoste dénudé du maxillaire inférieur, d'autre part avec les sinus de la base du crâne, détruisant une grande partie de l'hémisphère du même côté (partie antérieure), intéressant la troisième circonvolution frontale ascendante et s'ouvrant enfin dans le troisième ventricule.

Observation XLVII

Empruntée à M. Desmons.

Phlébite des sinus caverneux et des veines ophtalmiques à la suite d'une périostite alvéolo-dentaire.

Femme de 40 ans qui, depuis quinze jours, souffrait d'une fluxion dentaire, lorsqu'elle se fit arracher une molaire cariée à la mâchoire supérieure du côté gauche.

Trois jours après, un abcès s'était ouvert au niveau de la dernière molaire inférieure du même côté.

Les jours suivants, signes d'un phlegmon occupant toute la région du maxillaire inférieur, d'une oreille à l'autre, et s'étendant aux régions sus-hyoïdiennes, parotidiennes et temporales.

Le neuvième jour après l'extraction, il y avait un œdème de l'orbite et des paupières de chaque côté, mais plus accentué à droite qu'à gauche..... On constatait, au même moment, un affaiblissement intellectuel, une vive céphalalgie, et une paralysie de la vessie.

Trois jours après, les symptômes s'aggravant, la température montant graduellement de 38°,4 à 40°,4, la malade mourait dans un coma complet.

Dans le cours de la maladie, on avait remarqué un symptôme important, au point de vue de la propagation des lésions au système veineux du crâne ; c'est que l'exophthalmie était plus prononcée à droite, bien que le point de départ des accidents ait été le côté gauche des maxillaires.

Autopsie. — Périostite diffuse du maxillaire inférieur ; la veine jugulaire interne gauche était pleine de pus à partir du niveau du cartilage thyroïde jusqu'à son golfe ; presque tous les sinus veineux de la base de la dure-mère étaient remplis de pus ainsi que les veines ophthalmiques.

Les cavités orbitaires en étaient infiltrées.

La membrane interne des veines avait un revêtement pseudo-membraneux ; la dure-mère était noirâtre, et les sinus non purulents étaient oblitérés par des caillots sanguins.

L'encéphale présentait quelques lésions inflammatoires disséminées.

Notons encore un petit abcès superficiel du poumon droit ayant les caractères d'un abcès métastatique.

Observation XLVIII

Par Boiteux. In *Progrès méd.*, p. 479, 1879.

Périostite du maxillaire inférieur. — Phlébite des sinus caverneux, etc.

Jenny, âgée de 36 ans, rempailleuse de chaises, est entrée le 24 mai 1879 dans le service de M. Th. Anger, à l'hôpital Tenon.

Elle porte un énorme abcès situé à la partie latérale *gauche* du cou; la tumeur est fluctuante, tendue, de la grosseur d'une orange; la peau est rouge et amincie au point le plus saillant. Elle occupe la partie inférieure de la partie parotidienne, la région sterno-mastoïdienne supérieure et la région sus-hyoïdienne latérale, encadrant le maxillaire inférieur. Un autre abcès situé dans la bouche, au niveau du même maxillaire, s'est ouvert il y a quelques jours. Dentition extrêmement mauvaise; les couronnes de toutes les molaires, sans exception, ont disparu, et la plupart des racines portent des traces de carie. Début il y a quinze jours sans cause occasionnelle, sans traumatisme. L'incision de la collection livre passage à un pus très fétide.

Il y a un décollement considérable des parties molles et une dénudation étendue de la branche horizontale du maxillaire. Céphalalgie.

26 mai. Céphalalgie; langue saburrale, constipation.

Le 27. Délire durant la nuit; céphalalgie. T. M. 39°.

L'œil *droit* est saillant, les paupières de ce côté sont œdématiées et rouges; chémosis à la partie inférieure de la conjonctive. Pas de troubles de la motilité. M. Anger pense qu'il s'agit d'une thrombose de la veine ophthalmique, bien que l'exorbitis se produise du côté opposé à la périostite du maxillaire. — T. S. 39°,5 surdité marquée, paroles incohérentes, mais réponses satisfaisantes.

Chémosis complet, œil plus saillant que le matin, pupille droite contractée mais mobile; la gauche est dilatée.

Le 28. T. 38°,8. Délire violent, cette nuit.

La rougeur et l'œdème des paupières ont augmenté ainsi que l'exophthalmie. L'œil se meut avec facilité. Vision conservée, pas de diplopie. Pupille dilatée. Boufissure de la face à droite. Un peu de chémosis à l'angle externe de l'autre œil. M. Anger fait une ponction exploratrice avec le bistouri dans la tumeur orbitaire gauche; il n'obtient que l'issue d'un peu de sang. Ni albumine, ni sucre dans les urines. T. S. 39°,4.

Le 29. La surdité persiste, la respiration est anhélante, la pupille droite contractée, même délire la nuit. T. M. 38°,4. S. 40°,4.

Le 30. Même état. T. M. 39° S. 38°,8.

Le 31. Délire toute la journée : l'œil est très saillant, poussé en avant. Chémosis énorme avec conservation des milieux de l'œil. Il y a un peu d'œdème au front ; pupille droite resserrée, la gauche toujours dilatée, toutes deux mobiles. T. M. 38°,4. S. 38°,2.

1er juin. Pupilles égales. L'œdème du front a persisté et il existe de plus à ce niveau trois cordons indurés noirâtres, l'un vertical et médian occupant le trajet de la préparate, les deux autres divergeant de la racine du nez vers la partie supérieure du front. T. M. 38°. S. 38°,8.

Le 2. Tous les symptômes : délire avec carphologie, sans paralysie (sensible ou motrice), ni contracture ; surdité, anhélation, s'accusent davantage. Même état local. L'ophthalmoscope montre que le fond de l'œil droit est sain, sans hémorrhagie, ni exsudats. L'opacité du cristallin empêche l'examen de l'œil gauche.

Constipation opiniâtre. T. M. 38°,2. S. 39 °,4.

Le 3. Délire plus calme, puis coma, marmottements et carphologie. Les paupières sont tellement bouffies que la peau s'est rompue, au-dessous du bord de la paupière inférieure. T. M. 39°, S. 40°,4. Mort dans la nuit.

Autopsie le 5. — *Foie, cœur* et *rate* normaux. *Reins* congestionnés. Poumons : congestion aux deux bases, petits abcès lenticulaires en grand nombre dans le poumon droit.

Cerveau. Méninges très congestionnées sur la moitié gauche de l'encéphale; exsudats manifestes à la base de l'organe. Pus infiltré dans les méninges de la fosse sphénoïdale gauche, ramollissement des circonvolutions et petit abcès superficiel.

Orbite droite. Loge postérieure parsemée d'abcès fusiformes nombreux, quelques-uns du volume d'une noisette placés sur le trajet des veines; l'ophthalmique est pleine de pus. Pas de lésions des parois orbitaires. L'œil est sain. Pus dans la veine frontale médiane, caillots dans les deux autres.

Les deux sinus caverneux et le sinus circulaire sont également remplis de pus. Il en est de même des sinus pétreux supérieurs, surtout le gauche; au niveau du point de jonction du sinus latéral avec ce dernier, se voit un caillot solide qui a préservé les autres canaux veineux du crâne. Purulence des veines de la fosse sphénoïdale gauche.

Abcès analogues à ceux de l'orbite parsemés dans la région parotidienne *droite*. Sphénoïde et temporal droits normaux; oreille moyenne visible. Maxillaire droit normal. La branche horizontale et la branche montante du maxillaire *gauche* sont dénudées et déjà nécrosées. La lésion remonte jusqu'au condyle mais n'a pas atteint l'articulation. Fusée purulente sous le muscle temporal; la fosse ptérygoïdienne est absolument remplie de pus; on voit sortir le liquide du trou sphéno-palatin.

Le plexus ptérygoïdien gauche paraît compris dans la lésion; de plus on trouve du pus dans une des veines qui pénètrent dans le crâne par les trous du sphénoïde, surtout le petit *rond*. Pas de lésion de l'oreille interne. La section du sphénoïde montre une ostéite de l'os ayant comme point de départ une dénudation du périoste au niveau de la fosse ptérygoïdienne gauche. La veine jugulaire interne gauche est pleine de pus. Dans l'orbite gauche, on trouve la veine ophthalmique pleine de pus, mais il n'y a pas d'abcès intra-orbitaire.

Enfin l'œil gauche présente un noyau de cataracte central, et un staphylome postérieur très accusé, qui sont d'ailleurs sans rapport avec l'affection qui a emporté la malade.

Observation XLIX

Par le Dr Colombe, de Lisieux, in *Revue des mal. de l'enfance*, 1885, p. 186.

Périostite alvéolaire suppurée, inflammation consécutive des veines faciales et phlébite des sinus de la dure-mère.

Le 7 août dernier, je suis appelé pour la première fois auprès d'un enfant malade depuis cinq à six jours. Cet enfant âgé de 10 ans avait une santé délicate et était très lymphatique, il n'avait jamais été malade, mais il avait eu souvent des fluxions dentaires et avait plusieurs dents cariées. Un frère et une sœur ont été emportés par une méningite aiguë. Le père et la mère jouissent d'une bonne santé. Il s'était mis au lit depuis plusieurs jours pour « un mal de dents ». La violence de la douleur et la fièvre déterminèrent les parents à demander un médecin.

Voici l'état dans lequel nous trouvons le petit malade :

Toutes les dents de la mâchoire supérieure sont usées transversalement et les couronnes ont diminué de moitié. La moitié gauche de la face est le siège d'un gonflement considérable qui s'étend jusqu'à la région sus-hyoïdienne.

Ce gonflement est dur, œdémateux ; il n'y a pas de fluctuation. L'enfant répond difficilement aux questions qu'on lui adresse, et n'ouvre la bouche que très péniblement ; la gencive est tuméfiée. T. 39°,2.

Cataplasmes, léger purgatif.

Le 10. Le gonflement est encore augmenté.

Le 12. L'enfant écarte toujours difficilement les mâchoires ; toutefois on peut introduire un doigt dans la bouche et constater la présence d'un abcès à la voûte palatine. Cet abcès est ouvert et donne issue à une petite quantité de pus.

Le 14. L'œdème de la face a diminué. L'enfant consent à prendre chaque jour une certaine quantité de lait et de bouillon.

Le 16. L'abcès ouvert le 12 s'est reformé ; il est ouvert de nouveau. L'œdème gagne la paupière supérieure droite ; il n'y a pas d'exophthalmie. A gauche, au niveau de la joue, les veines sont nettement dessinées : l'une d'elles donne au doigt la sensation d'un cordon dur, résistant ; ce cordon, que l'on commence à sentir au niveau de la joue, se dirige vers le sillon naso-génien et se termine à l'arcade transversale de la racine du nez. Incontinence d'urine et évacuations involontaires des matières fécales. Ventre très ballonné. Sulfate de quinine. Potion avec extrait de quinquina.

Le 18. Hier, l'enfant a eu deux frissons : un le matin, qui a duré six à huit minutes, et l'autre le soir, qui a duré trois quarts d'heure. T. 39°. Délire la nuit.

Le 19. L'œdème a presque entièrement disparu, mais l'enfant est dans le coma et meurt dans la journée.

L'autopsie n'a pu être faite.

Observation L (résumée)

Par M. le Dr Abblart. In *Archives de Méd. navale*, 1884, p. 301.

Méningo-encéphalite avec exophthalmie double, suite de la carie de la première molaire gauche du maxillaire inférieur.

Le nommé Amadi Cita, ouvrier chauffeur indigène, entre à l'hôpital le 31 janvier 1884, envoyé par M. le médecin-major, avec la note fluxion dentaire.

C'est un homme vigoureux, bien musclé et paraissant âgé, au plus, de 25 à 28 ans. Il n'aurait jamais été malade. Il se plaint surtout de ne pouvoir ouvrir la bouche et d'éprouver de vives douleurs dans le côté gauche. Gonflement de toute la joue gauche, des gencives et de toute la moitié postérieure gauche des arcades dentaires. Douleur à la pression. Pas d'indice d'abcès. Mastication impossible par le rapprochement des mâchoires. L'articulation temporo-maxillaire gauche est très douloureuse. T. 39°, langue sèche, saburrale. Urates et phosphates dans les urines. Diarrhée.

1er février. Les douleurs persistent. Violentes douleurs abdominales; langue toujours sèche.

Le 2. L'abcès dentaire s'est ouvert dans la bouche. T. 39°.

Le malade ouvre mieux la bouche. T. S. 40°. Les symptômes typhoïdes s'accentuent : Prostration, céphalalgie, douleurs abdominales intenses, langue très saburrale; agitation.

Le 4. Aggravation des symptômes. T. 40°,3.

Le 7. Délire continuel, cris hydrencéphaliques, selles involontaires. T. 40°,7. Tendance marquée à l'exophthalmie.

Tuméfaction violacée des paupières, convulsions cloniques. Le soir : contracture musculaire, raideur de la nuque (opisthotonos). Trismus. Exophthalmie plus marquée. Chémosis péricornéen, surtout à gauche, vision conservée, pupille sensible.

Le 8. Les contractures augmentent et se généralisent.

Le malade pousse des gémissements. La tête est en arrière, en état de rigidité complète. La respiration est anxieuse. L'exophthalmie est tellement prononcée que l'œil semble être littéralement hors de l'orbite et sur le point de tomber, ainsi que le disait l'infirmier de la salle. Cet exorbitisme est moins prononcé à droite. Une ponction pratiquée dans l'orbite gauche ne donne pas issue à du pus.

Les convulsions et les contractures augmentent. La respiration se ralentit, les muscles inspirateurs se tétanisent et plongent le malade dans le coma. Mort.

Autopsie. — Les gencives sont décollées; les muscles à insertions osseuses sont en voie de dégénérescence. Les deux tiers supérieurs du maxillaire sont dénudés, recouverts de pus, en dehors et en dedans; l'os n'a plus en ces points de périoste. Les deux premières molaires sont détachées. Le masséter est disséqué par l'inflammation qui a gagné les fibres du temporal et détruit l'articulation du condyle. Périostite suppurée de la fente sphéno-maxillaire en communication avec les lésions de la base du crâne. Les muscles ptérygoïdiens et styliens sont détruits, et le pus a pénétré par la scissure de Glaser dans le conduit auditif. Tout le rocher, à partir de ces points, est envahi par l'ostéo-périostite, par le pus que l'on remarque à tous les orifices : trou déchiré antérieur, trou carotidien, fosse de la veine jugulaire, trou déchiré postérieur.

Les muscles dont les insertions se font dans ces diverses régions, les vaisseaux et nerfs qui s'échappent du crâne ou qui y entrent, sont altérés par le pus verdâtre qui les entoure. Il existe une continuité évidente entre les lésions intra-crâniennes et les lésions extérieures. La dure-mère d'aspect à peu près normal sur la convexité est épaissie à sa base, et se trouve décollée dans toute une partie de l'espace compris entre la limite antérieure de la voûte des cavités orbitaires et le diamètre bicondylien du trou occipital.

Traces d'ostéite sur la base des apophyses clinoïdes, sur la selle turcique qui offre un magma putrilagineux. Le nerf optique est boursouflé, épaissi, recouvert d'une substance purulente épaisse qui paraît provenir de la fente sphéno-maxillaire autour de laquelle il en existe un foyer.

L'atmosphère du tissu cellulaire de l'orbite est hypertrophiée, d'aspect lardacé, d'un gris sale, recouverte, en dedans, d'une plaque gangréneuse, et de globules de pus.

A droite, où l'exophthalmie était moins considérable, l'induration et l'hypertrophie de ce tissu sont moins prononcées. *Engorgement des sinus.*

Cerveau très injecté d'aspect uniformément rose.

Le thorax et l'abdomen ne sont pas ouverts.

Observation LI.

Due à l'obligeance de MM. les Drs Butruille et Bettremieux, de Roubaix.

Abcès phlegmoneux de la joue. — Thrombose des sinus. — Exophthalmie bilatérale. — Mort.

30 décembre. Le malade souffrant depuis une huitaine de jours, présente du côté de a joue gauche de la rougeur avec chaleur et empâtement ; il y a eu en même temps œdème de voisinage, des paupières et surtout de la paupière inférieure.

Douleurs très vives, qui, jointes aux symptômes précédents, font penser au diagnostic encore incertain d'érysipèle ou de phlegmon de la joue.

1er janvier. Après quelques jours, le diagnostic est absolument certain, il s'agit alors d'un vaste abcès phlegmoneux, de la face interne de la joue; fluctuation très nette, incision du côté buccal, issue d'un verre à vin de pus franchement phlegmoneux.

Collutoire à l'acide borique.

Le 2. Détente, mais les douleurs persistent, l'abcès donne toujours beaucoup de pus.

Le 3. Frissons, état général empiré.

Le 4. Légère exophthalmie du côté gauche, troubles de la vision du même côté.

Le 5. *Délire*, exophthalmie bilatérale, chémosis, dilatation de la pupille qui ne réagit pas à la lumière, dépoli de la cornée.

Le malade est dans un état d'agitation qui rend difficile l'examen ophthalmoscopique et ne permet pas de reconnaître quelle est encore son acuité visuelle.

Le 6. Même état.

Le 7. *Convulsions*, perte de connaissance, pouls accéléré mais sans irrégularité.

Mort le 8 au soir.

CHAPITRE IV

AFFECTIONS DE LA BOUCHE ET DU PHARYNX

Les affections de la bouche et du pharynx doivent prendre place dans l'étiologie de la thrombose des sinus méningiens. Les faits qui prouvent le retentissement des lésions de ces cavités sur l'intérieur du crâne et les sinus, quoique peu fréquents, n'en sont pas moins indubitables. Ainsi, l'on sait que les affections de l'*amygdale* et surtout du *pharynx* (angine scarlatineuse, diphthéritique, tumeurs adénoïdes, etc.), peuvent causer une otite purulente aiguë ou chronique, et partant, la thrombose des sinus et les autres complications des lésions de l'oreille. Mais, ce que l'on connait moins, c'est la propagation des inflammations de ces cavités vers les sinus, par l'intermédiaire des différents réseaux veineux qui les rattachent à la circulation veineuse intra-crânienne.

Dans une première catégorie de faits, la propagation s'opère par la trompe d'Eustache pour gagner la caisse du tympan et le sinus latéral correspondant. C'est cette marche que suit l'inflammation pharyngée dans le cas de Reimer (obs LI) : La maladie débute par une scarlatine; il se forme une pharyngite qui se complique d'otite, et bientôt apparaissent des signes de méningite avec manifestations orbitaires qui font penser à la thrombose des sinus. L'autopsie confirme le diagnostic porté pendant la vie. On trouve en effet dans les cavités de l'oreille des lésions osseuses qui ont déterminé une thrombose des sinus. Un caillot développé dans le sinus latéral s'étend jusque dans la veine ophthalmique en passant par le sinus pétreux et le sinus caverneux.

Cette observation présente un grand intérêt, à cause de la voie suivie par le processus inflammatoire et des symptômes observés secondairement du côté de l'orbite.

Dans les cas où l'inflammation venue de l'amygdale ou du pharynx ne se propage plus de proche en proche, par continuité de tissus, comme dans le fait de Reimer, il est difficile de découvrir le chemin qu'elle a pu parcourir pour remonter jusqu'aux sinus. Avant les travaux de Gurwitsch (1883) et de Festal (1887), il était même impossible d'expliquer la filiation des accidents lorsque, comme dans le cas de M. Blachez (obs. LIII), on trouvait des phlébites au voisinage de la lésion primitive. Les auteurs que nous venons de nommer ont eu le mérite d'indiquer les anastomoses veineuses qui unissent les régions amygdaliennes et pharyngiennes aux sinus de la dure-mère, et nous ont permis par là même de reconnaître l'importance que peut avoir la phlébite de ces différents vaisseaux dans la pathogénie de la thrombose inflammatoire des sinus. La communication des veines de ces régions avec les canaux veineux de la dure-mère n'est pas directe. Entre les sinus veineux et les veines de ces régions profondes de la cavité buccale sont interposés des plexus veineux qui relient entre eux ces différents vaisseaux. Ainsi, les *veines du pharynx* s'anastomosent avec les veines du plexus ptérygoïdien de la fosse zygomatique ; or, nous avons vu que ce dernier plexus est en communication directe avec le sinus caverneux par les veines qui passent par le trou ovale. Il est donc facile de comprendre comment un abcès du pharynx, par exemple (obs. de Ogle LII), pourra causer une thrombo-phlébite du sinus caverneux.

Les *veines de l'amygdale* envoient quelques petites branches au plexus pharyngien, et sont ainsi rattachées au système veineux du plexus ptérygoïdien (Festal) ; mais elles communiquent également avec celles du voile du palais et, par leur intermédiaire, avec la veine du trou sphéno-palatin, origine de l'ophthalmo-faciale. On voit donc que la phlébite produite par une inflammation de l'amygdale ou du voile du palais peut gagner le sinus caverneux, soit par le plexus ptérygoïdien et les veines du trou ovale, soit encore par la veine ophthalmo-faciale et les veines de l'orbite. On peut trouver selon les cas des lésions de la fosse zygomatique, siège du plexus ptérygoïdien, ou des inflammations de la fosse ptérygo-maxillaire qui contient la veine ophthalmo-faciale. Mais ces lésions peuvent faire défaut. Ce que nous avons dit pour l'orbite s'applique aussi à ces diverses régions ; il n'est pas nécessaire que l'inflammation intéresse toutes les veines intermédiaires entre les réseaux superficiels des cavités buccale ou pharyngienne et les sinus crâniens pour que l'infection puisse s'effectuer par ces vaisseaux.

Jusqu'ici aucune autopsie, il est vrai, n'a permis la constatation de phlébite ininterrompue depuis l'amygdale, le pharynx, jusqu'aux sinus. Cependant, il n'en est pas moins vraisemblable que, dans les cas analogues à celui de M. Panas, la phlébite infectieuse des sinus a dû avoir pour point de départ une phlébite des veines amygdaliennes. M. de Lapersonne (*Arch. d'ophthal.*, 1885) croit que dans l'observation de M. Panas l'inflammation est remontée de proche en proche par les veines du voile du palais, les veines sphéno-palatines et les vaisseaux de la fente sphéno-maxillaire, pour gagner les veines de l'orbite et les sinus caverneux. Dans les cas de M. Blachez on a trouvé de nombreux thrombus purulents dans toutes les veines de la région de l'amygdale, et il est possible que la propagation se soit faite par la veine faciale, à la suite du développement d'un phlegmon superficiel.

Il nous est fort difficile d'indiquer la voie veineuse qu'a pu suivre l'inflammation dans les cas que nous publions parce que les détails font défaut. Jusque dans ces dernières années les auteurs ne connaissaient pas les anastomoses veineuses de ces régions et manquaient d'indications précises pour se livrer à un examen complet. Désormais, grâce aux travaux de Gurwitsch et Festal, l'attention sera attirée de ce côté, et l'on pourra rechercher avec fruit l'état des veines qui unissent les réseaux veineux de l'amygdale aux sinus de la base du crâne.

Observation LII

Par Reimer, de Saint-Pétersbourg. *Jahrb. f. Kinderheilk.*, W. F., IV, 4, p. 353, 1871.

Phlébite du sinus caverneux de la dure-mère chez un enfant de 5 ans.

Un enfant de 5 ans retomba malade après la première apparition de la scarlatine. Il se produisit une otite avec douleurs peu vives au début, par propagation de l'inflammation venant de la gorge. A cela s'ajoutèrent des symptômes indiquant une lésion des méninges; violente douleur de la moitié droite de la tête, somnolence, cris pendant le sommeil, grande élévation de température (41°,6); à ces symptômes se joignirent encore une paralysie du facial droit; ptosis de la paupière droite, strabisme externe, pupille fixe et dilatée de l'œil droit. Le diagnostic était très certain, surtout lorsque, après 38 heures, se produisit une attaque identique à l'ictus apoplectique (perte de la connaissance et du mouvement) suivie une heure après d'une grande agitation et d'un délire furieux. Lorsque ce délire cessa, la connaissance ne revint pas et il y avait cécité de l'œil droit; celui-ci était entouré d'un peu d'œdème.

L'auteur pensa à une thrombose du sinus.

L'*autopsie* montra que le sinus latéral droit était transformé en un bourrelet (Wulst) d'un bleu foncé, épais,qui à une section contenait un thrombus qui l'oblitérait complètement. Ce thrombus s'étendait jusque dans le sinus perpendiculaire, le sinus pétreux, et à droite aussi jusque dans le sinus caverneux. Les parois du sinus caverneux paraissaient enflammées et purulentes, et le caillot qui y était contenu était déjà partiellement transformé en bouillie.

Le caillot s'étendait jusque dans la veine ophthalmique droite qu'il oblitérait complètement, et se poursuivait, par la partie antérieure du sinus circulaire de Ridley qui était également enflammé, jusque dans le sinus caverneux gauche, mais là le caillot était de formation récente. La veine ophthalmique était libre.

De plus on trouvait une carie commençante dans le voisinage du labyrinthe, du marteau, de l'enclume, des cellules mastoïdiennes; *nombreux infarctus* du poumon et *du foie*; l'endocarde de la valvule mitrale est très injecté et œdématié.

Observation LIII

Par Ogle. In *British and foreign med. chir. review*, v. XXXVI, p. 509, 1865.

Abcès du pharynx, dépôt fibrineux et purulent dans le sinus caverneux; caillot sanguin dans les artères cérébrales moyennes; suppuration dans l'orbite, fausses membranes tapissant la dure-mère, arachnitis, délire, perte de connaissance et dysphagie avant la mort.

Richard H., âgé de 59 ans, entre à l'hôpital le 10 juillet 1848.

La maladie a débuté il y a 11 jours par des maux de gorge. Il s'est formé un abcès du pharynx qui s'est ouvert et a donné issue au pus qu'il contenait.

Deux ou trois jours après envahissement des deux yeux.

En entrant à l'hôpital le malade était somnolent et dans le délire : une écume brunâtre s'écoule de sa bouche.

La peau est froide, les paupières sont œdématiées et rouges, la figure est froide. Dysphagie et difficulté de sortir la langue dehors de la bouche.

Mort deux jours après l'entrée.

Autopsie. — Poumons congestionnés, reins remplis de kystes avec capsule adhérente.

La substance cérébrale était normale ; des deux côtés les sinus caverneux contenaient des grumeaux fibrineux et une grande quantité de pus. Dépôt purulent dans le tissu sous-arachnoïdien de la scissure de Sylvius, des deux côtés de la protubérance et des pédoncules cérébelleux.

Les artères cérébrales moyennes sont remplies d'un liquide grumeleux et la dure-mère est tapissée de fausses membranes.

Suppuration diffuse dans les cavités orbitaires et caillots purulents dans les vaisseaux orbitaires.

Observation LIV

Par M. Blachez. In *Jour. de méd. et de chirur.*, 1880, p. 8.

Amygdalite suppurée et phlébite des sinus.

Un jeune soldat fut atteint d'une angine phlegmoneuse qui marcha très régulièrement ; le malade paraissait déjà être en convalescence, quand on le trouva un matin dans un état très grave, avec de la fièvre, du délire, une prostration extrême. La gorge examinée à ce moment ne présentait rien de particulier, mais dès le soir de ce même jour, on constate un empâtement de la région cervicale du côté où avait eu lieu l'amygdalite, puis le gonflement gagna les parties voisines avec une rapidité extrême, à tel point qu'au bout de peu de temps la tête et la poitrine paraissaient se confondre ; puis il se produisit une traînée rouge vers l'angle de l'œil, avec un chémosis considérable de ce même côté. Un chirurgien appelé en ce moment, en présence d'accidents de suffocation imminente, pensant à un phlegmon profond, fit de profondes incisions sur le cou, mais sans arriver à découvrir du pus ; le malade mourut dans la nuit.

L'autopsie faite par M. Blachez, permit de constater dans l'amygdale les vestiges de l'abcès du début. Mais de ce foyer partaient des petites traînées purulentes, et toutes les veines de cette région étaient transformées en petits cylindres remplis de pus. Les sinus cérébraux étaient eux-mêmes pleins de pus; cependant le cerveau était intact, mais il y avait des abcès métastatiques dans le poumon et dans le foie.

Observation LV

Par M. Panas. *Semaine médicale*, 29 juillet 1885, p. 255.

Phlébite de la veine ophthalmique et du sinus caverneux consécutive à une amygdalite gangréneuse.

L...., 46 ans, entré le 3 juillet 1885, salle St-Julien, n° 87. Ce malade qui a toujours joui d'une bonne santé, a été pris, il y a quinze jours environ, de douleurs de gorge très violentes, dysphagie extrême, gonflement des parties latérales du cou et même de la face à droite; les douleurs, très vives, s'irradiaient dans l'oreille et dans toute la tête. Il ressentit des frissons, était très abattu, et avait probablement une fièvre assez intense. Malgré un état général assez sérieux, le malade continua son travail; les phénomènes généraux s'amendèrent, mais il restait une dysphagie assez forte et surtout il eut bientôt du trismus qui persiste encore en ce moment. Enfin, il y a deux jours, sans douleurs notables, la vue de l'œil droit s'est troublée, l'œil lui semblait plus volumineux et les paupières pouvaient à peine le recouvrir. Depuis ce moment son état général est devenu plus mauvais; il se sent très abattu et demande à rester à l'hôpital.

A son entrée, on constate une exorbitis assez accusée de l'œil droit, qui fait une saillie de plus de 2 centimètres en avant de sa situation normale, par comparaison avec celui du côté opposé. Il existe un chémosis séreux assez accentué dans le cul-de-sac inférieur. Le globe semble fixé, il n'existe que peu de mouvements, dont les moins restreints en haut; cette immobilité est due certainement à des paralysies musculaires, car par les pressions on peut faire exécuter des mouvements du globe dans la capsule de Tenon.

A l'examen ophthalmoscopique, on ne constate pas d'altérations speciales, peut-être un peu d'augmentation des veines; le malade a des staphylômes myopiques des deux côtés. Il compte, avec cet œil, les doigts à 2 m. 50; ne sachant pas lire, il n'a pu être soumis à un examen plus rigoureux; d'ailleurs, la lumière le fatigue, lui procure des douleurs de tête, et il ne répond que par des monosyllabes. Le champ visuel, examiné sommairement avec deux lumières, semble normal; il en est de même du tonus. On constate une dyschromatopsie assez marquée : le vert paraît gris, le groseille marron, le violet noir; les autres couleurs sont bien reconnues.

L'œil gauche ne présente aucune lésion, si ce n'est un peu de larmoiement et une certaine gêne dans les mouvements des yeux, qui peut tenir aussi bien à l'immobilité du globe droit. Aucune lésion de l'oreille droite examinée avec l'otoscope.

Malgré un certain degré de trismus, on découvre, à la partie supérieure de l'amygdale droite, une altération assez profonde, d'apparence gangréneuse, résultant de l'ouverture d'un phlegmon amygdalien; il s'en échappe encore du pus grumeleux d'une grande fétidité.

Les urines, recueillies par la sonde, ne contiennent ni sucre, ni albumine; elles sont riches en sels et en acide urique, très colorées comme des urines fébriles.

Étant donnés les divers symptômes que nous venons d'énumérer. M. Panas, dans la clinique qui suivit cet examen, porta le diagnostic de thrombose de la veine ophthalmique et des sinus caverneux. Le pronostic était donc très grave, et, d'ici à peu de temps, on verrait se présenter sur l'œil gauche les mêmes phénomènes qu'à droite. Quant à la cause de ces accidents, il fallait tenir grand compte de la suppuration amygdalienne, le phlegmon gangréneux avait entraîné la résorption des matières septiques par les veines de la région et la phlébite, qui gagnant de proche en proche, serait arrivée, soit par l'oreille moyenne et les sinus pétreux, jusque dans le sinus caverneux, soit par les veines du voile du palais et les veines sphéno-palatines, ce qui était plus probable, dans la veine ophthalmique.

La gravité du pronostic de M. Panas fut rapidement confirmée. Dans la journée, le malade se plaint de maux de tête violents, il répond à peine aux questions. T. 38°,2.

4 juillet. T. 39°,4. Depuis hier soir, l'œil gauche commence à faire saillie et il existe, dans le cul-de-sac conjonctival, un peu de chémosis séreux. L'examen de l'œil est rendu difficile à cause du dépoli des cornées qui ne sont plus recouvertes par les paupières et humectées par les larmes. Cependant, on constate à droite un peu de stase papillaire, à gauche, de la congestion veineuse. Le malade semble avoir de l'hyperesthésie généralisée. Cons-

tipation opiniâtre, tympanisme; léger épanchement non douloureux dans le genou gauche. Rien au cœur ni aux poumons; quelques râles de bronchite. Le soir. T. 40°. Le malade conserve sa connaissance. L'exorbitis, à peu près égale des deux côtés, a un peu augmenté dans la journée.

Le 5. T. 40°. Incontinence d'urine; symptômes de parésie et d'anesthésie dans tout le côté gauche; ceux-ci s'accentuent et l'hémiplégie devient complète dans la journée. Pas de convulsions. L'abattement augmente, respiration stertoreuse. Les deux yeux sont également saillants et le chémosis persiste des deux côtés. Le malade a toujours de l'incontinence d'urine; la petite quantité retirée par la sonde contient de l'albumine en faible proportion. Mort le 5 juillet, à 9 heures du soir.

L'*autopsie* est pratiquée le 7 juillet au matin. Le cœur, les poumons, le rein et le foie ne présentent pas d'altération. A l'ouverture du crâne, nous trouvons une congestion considérable des méninges, plus marquée sur l'hémisphère droit. Il existe de la méningite suppurée, et, vers la base de l'encéphale, la scissure de Sylvius, le lobe sphénoïdal et une partie du lobe frontal sont recouverts par une nappe de pus concret qui semble faire corps avec la substance corticale; cependant, les coupes permettent de reconnaître que la suppuration n'a pas pénétré profondément dans le cerveau. Les veines qui rampent dans l'épaisseur de la dure-mère à ce niveau, les sinus pétreux supérieur et inférieur, les sinus caverneux et coronaires sont remplis de pus liquide ou en caillots. La glande pituitaire baigne dans le pus qui remplit toute la selle turcique. Après avoir enlevé les voûtes orbitaires, nous trouvons tout le tissu cellulaire de l'orbite infiltré de pus et les veines ophthalmiques remplies d'un caillot purulent, surtout à droite. Le tissu osseux de la grande aile du sphénoïde, de la selle turcique et de la partie antérieure de l'apophyse basilaire est grisâtre, érodé surtout à droite.

Sur des coupes verticales de la base du crâne, on voit le corps du sphénoïde friable et grisâtre : les os, l'oreille de ce côté sont sains. La cavité de l'amygdale contient encore du pus, restes du phlegmon qui s'est fait jour spontanément par l'ulcération constatée pendant la vie.

CHAPITRE V

AFFECTIONS DU COU

Les lésions que l'on observe au cou peuvent causer dans quelques cas une thrombo-phlébite des sinus.

Broca a rapporté à la Société de chirurgie en 1865 un cas d'anthrax de la nuque qui av[illegible] mis à nu l'occipital dans une étendue d'une pièce de cinquante centimes et causé une phlébite des veines du diploé et des sinus de la base du crâne.

« Si la phlébite porte sur les veines du cou et en particulier sur la jugulaire interne, dit Verdier, si l'inflammation se propage en s'éloignant du cœur, on peut voir survenir de la thrombose des sinus et tous les phénomènes cérébraux qui l'accompagnent. » (Dénudation des veines, Paris. 1884).

Cette marche ascendante de la phlébite de la jugulaire est assez rare chez l'homme, mais elle s'observe plus souvent chez le cheval à la suite des saignées qui se pratiquent d'ordinaire sur ce vaisseau.

Nous en donnons l'exemple suivant que nous avons trouvé dans les *Annales d'oculistique* de 1879, et qui appartient à Berlin (obs. lue à la *Société ophthalmologique de Heidelberg*, 13 août 1878).

Il s'agit d'un cheval chez lequel la saignée mal faite avait déterminé une thrombose étendue de la veine jugulaire gauche avec fistule. Il y avait exophthalmos à droite, puis exophthalmos à gauche. Le diagnostic porté était : Thrombose des sinus, méningite, infarctus des poumons, probablement de la rate et des reins : il fut confirmé presque entièrement à l'autopsie.

M. P. Grenet dans sa thèse cite une observation à peu pr[illegible] identique qui est due à Travers (*Surgical essays* 1818).

Cet auteur rapporte plusieurs observations de Tonnelé où l[illegible]cation des sinus suivit le développement de foyers tuberculeux qui pendant la vie avaient déterminé une compression de la jugulaire ou de la veine cave supérieure. Nous reproduisons l'une d'elle (obs. LVII).

Nous y joignons l'observation que Grenet a recueillie dans le service de M. Verneuil. Elle est relative à une phlébite de la jugulaire interne et des sinus à la suite d'une résection de la mâchoire inférieure. C'est le seul cas que nous ayons trouvé comme complication de thrombose des sinus à la suite des opérations portant sur la région de la veine jugulaire.

Observation LVI

In Thèse de Grenet.

Épithélioma de la mâchoire inférieure. — Résection de la mâchoire. — Phlébite de la jugulaire interne et des sinus. — Infection purulente. — Mort.

Denis, garçon de magasin, est entré à l'hôpital de la Pitié, salle Saint-Louis, n° 20, le 5 avril 1873. Il y a un an, cet homme d'apparence robuste, s'aperçut de la présence d'un petit bouton à la joue, vers la partie gauche du maxillaire inférieur. Ce bouton augmenta peu à peu de volume, s'ouvrit, et la plaie, au lieu de se cicatriser, s'ulcéra en superficie et en profondeur.

A l'entrée, plaie profonde allant jusqu'à l'os, et ayant à peu près les dimensions d'une pièce de 5 francs, à bords fongueux, rougeâtres, sanieux. Douleurs vives. Toutes les dents de ce côté de la mâchoire sont insensibles, le nerf dentaire inférieur, et, par suite, le centre de l'os sont donc envahis. Les préparations narcotiques et anti-syphilitiques restent sans efficacité. A ce premier élément de diagnostic, vient s'ajouter l'examen microscopique qui dévoile nettement le caractère épithélial de l'ulcération.

La résection de la mâchoire est résolu et pratiquée le 18 avril. Elle est faite comme il suit :

1er temps. — Incision de la peau autour de l'ulcération, dans le tissu sain, avec le galvano-cautère.

2e temps. — Séparation de la tumeur d'avec les parties voisines avec la sonde cannelée et autres instruments mousses sans ouvrir la muqueuse buccale.

3e temps. — On passe la scie à chaîne au niveau de la symphyse par un petit trou fait à la muqueuse, et on scie.

4e temps. Section du temporal et arrachement par torsion de la mâchoire à sa partie supérieure. La plaie est pansée trois fois par jour avec de la charpie phéniquée. Pas d'accidents généraux dans les premiers jours. Bon appétit.

Le 8. La plaie allant toujours bien, il est pris d'une douleur vive dans le cou. Le sulfate de quinine et les injections sous-cutanées de morphine la font disparaître.

Vers le 25, frisson, fièvre, délire. L'aggravation des symptômes fait croire à une pyohémie, surtout après l'élévation considérable de la température. Mais on n'observe pas les oscillations considérables qui sont presque pathognomoniques. L'empâtement que l'on observe au niveau du bord antérieur du sterno-mastoïdien, fait croire à une récidive, mais n'explique pas la gravité des symptômes. Enfin, dans les derniers jours, on observe un strabisme et une légère exophthalmie du côté opéré qui font supposer l'existence d'une phlébite de la jugulaire interne et de ses racines.

Il survient alors une teinte subictérique, amaigrissement, puis abattement, et le malade meurt le 10 juin.

Ce qu'il y a surtout de remarquable dans cette observation, au point de vue qui nous intéresse, c'est la difficulté du diagnostic entre la pyohémie et la thrombose de la jugulaire, ensuite l'absence d'œdème de la face après la thrombose de cette veine. (Notes communiquées par M. Petit.)

Examen anatomique et microscopique (Dr Nepveu, chef de laboratoire de M. Verneuil).

Veines. — La jugulaire interne est atteinte de phlébite suppurative; on y retrouve le pus en nature. Le sinus latéral gauche, le sinus pétreux supérieux, inférieur, le sinus caverneux gauche, le sinus transverse et le sinus coronaire contiennent aussi du pus. Par l'intermédiaire de ces deux derniers sinus, le pus arrive à droite jusque dans le sinus pétreux inférieur droit; de ce côté, du reste, il y avait des traces évidentes de phlébite sur quelques-unes des petites veines de la face supérieure du rocher. La veine ophthalmique droite était remplie de pus; la gauche était oblitérée par des caillots, toutes les veines de l'encéphale étaient remplies de sang noir coagulé. La jugulaire interne droite était complètement saine. A gauche, elle était étranglée par le tissu environnant et très rétrécie, elle était obstruée dans une étendue de quelques lignes par un caillot rougeâtre. La carotide était enflammée dans tous les points où elle était en contact avec la phlébite des sinus, notamment au niveau du sinus caverneux.

De la partie inférieure de la jugulaire gauche jusqu'au cœur, et de là jusqu'à l'artère pulmonaire se trouvait un caillot œdémateux; le caillot cardiaque offrait la même disposition que celui de la saignée.

Le poumon droit offrait trois abcès de la grosseur d'une petite fève dans le lobe inférieur et aussi un noyau d'infarctus assez volumineux (grosseur d'une noix) entouré d'un cercle jaunâtre très léger. Autour d'un petit abcès, on observait une petite collerette rougeâtre.

Le sommet présentait quelques adhérences et un petit noyau caséeux. A droite, le poumon était œdémateux au sommet, inégalement fourni d'air à la parti moyenne ; la partie inférieure était atélectasiée.

La rate était volumineuse.

Le foie mou offrait de petites taches jaunes, une ectasie biliaire manifeste.

Les reins, volumineux, étaient très congestionnés; la capsule adhérait en quelques points ; on enlevait de la sorte quelques parcelles du rein. En ces points surtout, le rein était plus tuméfié, plus blanchâtre, presque d'aspect purulent.

Observation LVII

Par Tonnelé.

Thrombose des sinus longitudinal supérieur, latéral et occipital droit à la suite de la compression de la veine jugulaire interne par un foyer tuberculeux.

Une petite fille de neuf ans, scrofuleuse, atteinte d'une maladie des premières vertèbres cervicales, éprouve tout à coup des étourdissements, des défaillances pendant deux jours, puis tombe dans un coma profond avec quelques mouvements convulsifs du côté gauche et meurt.

Nécropsie. — Entre la troisième et la quatrième vertèbre cervicale, foyer tuberculeux, mi-crétacé mi-purulent, qui en comprimant la veine jugulaire interne droite, avait notablement diminué le calibre de ce vaisseau : concrétion sanguine brune, dense, sans aucune trace de décomposition, remplissant les sinus longitudinal supérieur, latéral et occipital droit, s'étendant de ce dernier jusque dans la veine jugulaire droite, et se prolongeant du sinus longitudinal supérieur dans les nombreuses ramifications veineuses qui s'y rendent à droite et à gauche. Celles-ci décrivaient, à la surface des hémisphères, des lignes sinueuses saillantes qui s'enfonçaient dans les anfractuosités ; le tissu cellulaire sous-arachnoïdien offrait çà et là diverses ecchymoses, dont une, plus volumineuse, se distinguait à la partie supérieure et moyenne de l'hémisphère cérébral droit; au point correspondant, la substance corticale était ramollie. Selon Tonnelé, les concrétions sanguines qui se font pendant la vie diffèrent de celles qui se font après la mort, en ce qu'elles sont denses, homogènes, sans décomposition, et n'offrent pas le partage du sérum et du caillot. Telles étaient celles dont il s'agit ici, et Tonnelé en attribue la formation à l'obstacle qu'avait amené dans la circulation la pression exercée sur la veine jugulaire interne droite par le foyer tuberculeux des vertèbres cervicales. Si, dans divers cas rapportés par Hodgson et Lardner, on a vu la veine jugulaire interne être comprimée et même liée, sans qu'il en soit survenu aucun accident, cela peut dépendre, dit Tonnelé, de ce que, dans l'enfant dont il s'agit ici, le système veineux n'avait pas l'ampleur qu'il a dans les âges plus avancés. Dans ce cas la mort avait succédé au ramollissement du cerveau.

Observation LVIII

Par M. Blachez. In *Gaz. heb.*, 1863.

Abcès du pilier antérieur gauche du voile du palais, phlébite des jugulaires. — Mort par infection purulente.

Nous nous souvenons d'avoir observé, il y a deux ans, tous les accidents de l'infection purulente survenus de la manière la plus inattendue chez un jeune homme qui avait eu quelques jours auparavant une angine avec abcès du pilier antérieur gauche.

L'abcès avait été ouvert la veille ; la fièvre était complètement tombée, lorsque survint une vive douleur dans la région correspondante du cou, et bientôt des frissons répétés se manifestèrent. Le lendemain, la partie latérale gauche du cou était le siège d'un empâtement mal circonscrit. Les accidents généraux étaient de plus en plus graves. Une longue incision faite sur la région gonflée et œdémateuse ne donne issue qu'à du sang, les frissons se répétèrent, et le malade mourut le jour suivant.

Une petite veine partant du foyer purulent, grand à peine comme une noisette, avait porté le pus dans le plexus pharyngien, et de là dans les jugulaires, qui toutes deux présentaient les caractères les plus nets de l'inflammation, et étaient remplies de caillots adhérents. Le poumon était farci de noyaux métastatiques. Plusieurs foyers purulents existaient dans le foie.

PRONOSTIC

On lit dans les différentes thèses et les rares traités qui s'occupent de la thrombose des sinus crâniens, que la maladie est toujours ou presque toujours mortelle ; mais on n'y trouve pas relatée d'observation, où une guérison certaine ait été constatée. Nous avons essayé de combler cette lacune, et dans nos recherches, nous nous sommes efforcés de rassembler les *cas exceptionnels* où l'affection une fois bien constatée, a pu avoir une heureuse issue. Les résultats auxquels nous sommes arrivés nous permettent de croire que toutes les thromboses, tant traumatiques qu'inflammatoires et septiques, peuvent suivre leur marche, et même aboutir à l'infection purulente sans cependant amener la mort. Mais, nous le répétons, ces cas sont très peu nombreux. Il nous aurait été facile d'en rapporter ou d'en citer un plus grand nombre, mais pour éviter toute critique, nous n'avons voulu parler que de ceux où le diagnostic était manifeste.

Ce qui fait la gravité de la thrombose, ce n'est pas tant l'oblitération d'un sinus facilement suppléé par les autres (1) ou bien la lésion

(1) M. Pietro Fernari (de Gênes), a communiqué le 1er juin dernier à la *Société império-royale de Vienne*, les résultats des expériences qu'il a réalisées chez le chien, en provoquant l'obstruction des sinus de la dure-mère au moyen d'un mélange de cire et d'huile.

La *Semaine médicale* du 6 juin donne les conclusions des travaux de cet habile expérimentateur.

L'obstruction de tous les sinus tue l'animal immédiatement ou au bout de quelques minutes. Le plus souvent la mort est précédée d'un accès épileptique.

L'obstruction des sinus de la voûte ne détermine aucun trouble fonctionnel. La motilité, la sensibilité et les fonctions des organes des sens restent intacts, et les animaux se comportent comme à l'état normal.

Si, quinze à vingt jours après l'obstruction des sinus de la voûte, on rend imperméable ceux de la base, on n'observe encore aucun accident.

C'est seulement après une troisième injection faite par la veine ophtalmique, de ses parois, que le caractère septique et infectieux du caillot qu'il renferme.

Lorsque dans une trépanation de l'apophyse mastoïde, il arrive à un chirurgien d'ouvrir le sinus latéral, si l'hémorrhagie est arrêtée, l'antiseptie assurée, on a de grandes chances pour ne pas voir arriver de complications septicémiques. Comme preuve de ce que nous avançons, nous citerons les cas de Jacoby, de Knapp, d'Owen, de Cuye, de Reeve que rapporte Roman Baracz (*Wiener Medizinische Wochenschrift*, 1887) en y ajoutant le cas qui lui appartient (obs. LVIII). A ces exemples nous ajouterons le fait de Reinhold, où le sinus longitudinal supérieur fut largement déchiré dans un traumatisme portant sur la tête. Si nous voyons la guérison survenir avec de telles plaies, à plus forte raison ne serons nous pas surpris de ne pas constater l'apparition d'accidents, lorsque le sinus n'est que simplement dénudé. M. Duplay (*Arch. de méd.*, 1888) cite le cas de Lucae (de Berlin) où, dans une trépanation de la mastoïde, le sinus latéral fut mis à nu, sans que la mort survenue plus tard pût être mise sur le compte d'une lésion du sinus qui n'était pas intéressé.

Du reste sur cent trépanations pratiquées par A. Lucae et L. Jacobson à la Clinique otiatrique de Berlin, huit fois le sinus latéral fut dénudé, et jamais la mort ne résulta du fait de l'intervention.

Nous-même avons vu, dans une trépanation de l'apophyse mastoïde pratiquée par M. Duret, une dénudation du sinus latéral qui n'eut pas non plus de conséquence fâcheuse. Dans ce cas, notre excellent maître nous fit remarquer les oscillations que présentait ce vaisseau. Il nous apprit que dans ses nombreuses expériences sur les traumatismes cérébraux, il avait constaté que les mouvements dont sont animés les sinus détachés de leur paroi osseuse, n'offrent pas de pulsations comparables à celles des autres vaisseaux, mais bien de simples oscillations dépendant des mouvements respiratoires.

Les inflammations qui atteignent les parois des sinus, et en particulier le sinus latéral, peuvent y développer une thrombose sans que celle-ci subisse infailliblement la transformation purulente.

qui obture les dernières voies d'écoulement du sang, que l'animal succombe.

Il résulte donc de ces expériences que l'*obstruction même d'une grande partie des sinus n'entrave pas considérablement la circulation intra-crânienne*, grâce au développement de circulations collatérales.

Dans ce cas, ou le caillot n'est pas septique, ou les agents infectieux n'ont qu'une puissance nocive très restreinte, ou encore ils sont en nombre insuffisant. L'importance de cette dernière condition a été démontrée dernièrement par M. le Prof. Bouchard, dans une série de leçons faites à la Faculté de médecine. Frænkel (*Zeitschr. f. Ohrenh.*, VIII), Eysell (*Arch. f. Ohrenh.*, VII) ont trouvé à l'autopsie d'individus morts de maladies intercurrentes, des thrombus tellement adhérents dans le sinus latéral qu'il fallait admettre que leur formation était très ancienne. Dans ces deux cas il n'y avait pas de symptômes inflammatoires du côté du sinus oblitéré. Nous arrivons maintenant aux thromboses confirmées, dans lesquelles l'infection paraît certaine. Il est d'abord un fait bien établi, c'est que la pyohémie presque toujours mortelle peut cependant se terminer heureusement. Sédillot en a rapporté un cas probant, et nous en avons trouvé d'autres, qui se sont produits à la suite d'otorrhées et de lésions osseuses du temporal Nous nous contenterons de citer les observations d'Ely, de Moss (*Zeitsch. f. Ohrenh.*, XI, 1881, 1882), de Schwartze, de Jacoby et de Jacobson (*Arch. für Ohrenh.*, 1883, 1884). Si la pyohémie peut guérir dans les affections du rocher et du temporal, on ne voit pas pourquoi elle n'aurait pas la même terminaison, lorsqu'elle résulte de la suppuration des sinus. L'observation de Prescott-Hewett (The Lancet, 1861) vient à l'appui de cette assertion.

Il s'agit d'un malade qui, à la suite de troubles cérébraux, eut non-seulement les signes d'une thrombose de la jugulaire, mais encore des accidents métastatiques du côté des poumons et des articulations. Malgré toutes ces complications, le malade finit par guérir. L'observation de Stacke que nous rapportons (obs. LVII), n'est pas moins probante, puisque la guérison a suivi les manifestations morbides du côté de l'oreille, les accidents cérébraux, la thrombose de la jugulaire et les symptômes pyohémiques.

M. Horsley, que nous ne saurions trop remercier de l'empressement qu'il a mis à nous communiquer plusieurs documents importants, nous a fourni une observation de thrombose du sinus latéral qui eut également une heureuse terminaison. Dans ce cas il n'y avait pas d'altération de la jugulaire, mais les symptômes observés, et surtout l'embolie septique survenue dans le cœur et les poumons ne doivent laisser aucun doute sur le diagnostic.

Enfin nous avons tenu à rapporter l'intéressante observation de

Wreden, où les symptômes objectifs de thrombose du sinus caverneux étaient irréfutables. Les signes de la thrombose étaient ici des plus manifestes, puisqu'ils ont donné naissance du côté des deux orbites aux troubles vasculaires caractéristiques de cette affection.

Observation LIX

Due à l'obligeance de M. V. Horsley. B. S., F. R. S, in *Society's transactions* V. XIX.

Cas de suppuration des cellules mastoïdiennes compliquée de thrombose du sinus latéral droit et d'embolie septique du cœur et du poumon gauche, dans lequel la guérison suivit la trépanation de l'apophyse mastoïde.

Rachel H., âgée de 17 ans, servante, fut admise à l'University College Hospital dans le service de M. Horsley, le 31 juillet 1885.

Antécédents de famille. — Mère morte à 48 ans de crises paralytiques, une sœur de la mère morte de phthisie ; père bien portant, âgé de 70 ans.

Antécédents personnels. — Rougeole à 3 ans, variole à 13 ans ; la malade n'a jamais été d'une forte constitution et a commis des excès de travail ; réglée à 15 ans, elle souffre au moment des règles qui sont peu abondantes.

Histoire de la maladie. — La malade raconte qu'elle a eu un écoulement de l'oreille droite depuis sa rougeole ; l'otite empira à la suite de la variole. Quinze jours avant son entrée la malade aurait eu froid en soignant sa sœur.

La peau autour de la conque devint bientôt rouge et enflée au niveau de l'os temporal et de l'apophyse mastoïde. Elle se sentit très malade, l'écoulement de l'oreille devint abondant et très fétide. Elle fut admise d'urgence à l'hôpital.

État actuel. — La malade, jeune fille assez bien développée, brune, un peu anémiée, paraît très malade, abattue et insouciante. T. 37°,5.

Ouïe. — La malade est complètement sourde à droite mais entend assez bien à gauche.

Tête. — Les parties molles recouvrant l'apophyse mastoïde droite, et les parties environnantes situées au niveau des os pariétal et occipital étaient enflées, rouges, chaudes et douloureuses.

Cette cellulite s'étendait jusqu'à la glande parotide. Outre cette sensibilité générale, il y avait une douleur profonde à l'apophyse mastoïde.

(L'examen de la malade ne fut pas poussé plus loin, à cause de son état grave, mais les autres fonctions paraissaient normales.)

Première opération. — La malade fut éthérisée et le Dr Penrose ouvrit l'orifice auditif externe par l'incision semi-circulaire ordinaire derrière la conque. Une autre incision fut dirigée en haut et en arrière à travers la partie la plus enflammée du cuir chevelu.

Il s'échappa du sang et une quantité de pus très fétide. Les parties molles étaient séparées de l'os dénudé sous-jacent. La cavité de l'abcès et le tympan furent lavés avec la solution phéniquée au quarantième ; pansement à l'iodoforme et ouate iodoformée.

Trois jours après, le 2 août (la cellulite continuant), le pansement ouaté fut enlevé et remplacé par des fomentations chaudes de charpie imbibée d'acide borique. La température s'était élevée à 39°,6 C. et tomba en 24 h. à 35°,7 ; mais elle s'éleva graduellement, avec légère rémission jusqu'à l'après midi du 3 août, où elle atteignit 39°,5 pour revenir à 36°,3 à minuit.

Seconde opération. — Le 6 août à 11 heures du matin la température était à 40°,5 et l'état général empirait. M. Horsley étendit l'incision en haut, en bas et en arrière. La portion de la calotte ainsi découverte comprit le quart inférieur et postérieur de l'os pariétal, tout l'os mastoïde, et une portion de l'occipital. La plaie était de très mauvais aspect. La conque étant réclinée en avant, le chirurgien pénétra dans l'antre mastoïdien à l'aide d'une tréphine, et ouvrit les cellules mastoïdiennes.

Ces cellules présentaient une configuration annulaire, surtout vis-à-vis la surface postérieure de l'antre. On ouvre alors avec le ciseau et la gouge la portion osseuse comprise entre cette ouverture, l'apophyse mastoïde et le conduit auditif externe.

L'antre rempli d'un pus d'une fétidité qui dépasse toute description fut raclé ainsi que la cavité du tympan à l'aide de la curette, et lavé à la solution phéniquée au 20e. Un tube à drainage fut placé dans la rainure ainsi formée, ainsi que dans le conduit auditif externe. Toute la plaie fut couverte d'iodoforme et pansée à l'ouate iodoformée. Le lendemain l'écoulement était abondant mais non fétide ; la plaie fut lavée et pansée de la même façon.

8 août. Aggravation de l'état général, engourdissement, cyanose de la face et des extrémités.

Le 9. Ce soir, vers minuit, la malade, après un léger mouvement sentit une douleur aiguë à la région précordiale. Cette douleur augmenta rapidement; la malade se tint à demi assise avec dyspnée extrême; pouls petit, irrégulier.

A l'auscultation M. Hart-Smith entendit indistinctement à la pointe du cœur un bruit ressemblant beaucoup à celui du frottement péricardique. Ceci est intéressant, parce qu'il n'y a aucun doute que ce bruit n'ait été causé par l'engagement de l'embolie dans la cavité du cœur, car bientôt après, ce bruit disparaissait et on ne l'entendit plus. Très peu de temps après l'apparition de la douleur au cœur (c'est-à-dire 20 à 25 minutes), la malade sentit que la douleur était descendue vers l'omoplate gauche. Quatre sangsues et des fomentations chaudes d'acide borique avaient d'abord été appliquées à la région précordiale.

Le 10, à 2 heures 30 du matin, on donna à la malade quatre gouttes de liqueur morphinée, et elle dormit deux heures.

A la visite du matin on découvrit que la résonance, vis-à-vis l'angle inférieur de l'omoplate gauche était diminuée, dans l'étendue d'une zone d'à peu près 3 pouces de diamètre.

A l'auscultation du poumon on constate un souffle tubaire; il y avait une toux légère, sans expectoration. L'état de la malade parait aggravé, mais la température diminue graduellement avec rémission de moitié de la température de la veille.

L'antipyrine que la malade avait prise à dose de 15 grains (60 centigr.) toutes les six heures (2 gr. 40 par 24 heures), fut suspendue, et on lui donna un drachme (3 j.) de teinture de Warburg.

Le 11. La température diminue graduellement, la dose de la teinture est doublée, la matité est augmentée à gauche, on entend de temps à autre des râles muqueux. Toux légère paroxystique, peu fréquente.

Le 12. Même état. La patiente se plaint de douleur dans le dos quand elle respire. Respiration superficielle, 44. P. 112 régulier, mais dépressible. T. 39,9°

Durant les quatre jours suivant, violentes quintes de toux durant parfois un quart d'heure. Expectoration peu abondante consistant en une petite quantité de mucus ténu et brunâtre. La température tomba graduellement durant ce temps et la toux fut arrêtée par le sirop de morphine.

Le 21. La plaie se ferme peu à peu, l'os à nu est de couleur rosée, et les granulations de très bonne apparence. La malade prend maintenant une once de teinture de Warburg toutes les six heures.

Le 26. La malade n'a pas toussé depuis deux jours, les douleurs de la poitrine ont disparu et l'appétit est beaucoup amélioré. Plus de céphalalgie, plaie indolore.

Le 15 septembre, à l'examen de la poitrine les bruits respiratoires étaient manifestement plus faibles au niveau de l'angle inférieur de l'omoplate gauche, qu'au niveau du droit. A dater de ce jour, la convalescence continua sans interruption. Le tube à drainage fut enlevé vers la fin de décembre, la cavité du tympan droit était complètement remplie de bourgeons charnus.

3 mars 1886. La malade est parfaitement bien ; léger écoulement des deux oreilles. Le tympan gauche est comblé en partie de granulations polypeuses. La cicatrice du côté droit était ferme et l'état général de la malade était excellent.

Observation LX

Par Wreden, in *Archiv. of ophthal. and otologie*, 1875, p. 52.

Cas remarquable de phlébite des sinus de la dure-mère causée par une ostéite. — Guérison.

Le 28 novembre 1869 je suis appelé chez un garçon de 15 ans qui éprouvait des douleurs violentes dans l'oreille droite.

Depuis l'enfance il avait du catarrhe chronique des narines et du pharynx ; il était scrofuleux. Traité par moi dès le début de l'année 1869 pour un catarrhe des deux oreilles moyennes, il se trouvait très bien depuis le mois de mai. La veille du jour où je fus appelé, le malade avait pris beaucoup de liqueurs, et on le ramena chez lui, en état d'ivresse, par un temps froid et humide. La nuit il fut réveillé par des douleurs vives dans l'oreille, qui augmentèrent dans la matinée. Son père est mort l'année dernière d'une inflammation aiguë de l'oreille, ayant duré 15 jours.

État actuel. — Grande excitation ; pouls, 120, face bouffie, nez gonflé surtout à la pointe, narines rouges, couvertes de pustules et de croûtes, muqueuse nasale tuméfiée, amygdales modérément gonflées. Organes viscéraux normaux. La région de l'oreille droite est très tuméfiée et douloureuse, surtout au niveau de l'apophyse mastoïde. Glandes lymphatiques augmentées de volume ; membrane du tympan rouge œdématiée ; ouïe diminuées. Le malade dit que les douleurs partent de l'intérieur de la tête pour s'irradier du côté de l'oreille, dans toute la moitié de la tête et de la face, et jusque dans les dents et même parfois jusqu'à l'épaule. La déglutition n'est pas gênée; la marche est chancelante. 8 ventouses derrière l'oreille droite, compresses chaudes, pommade à l'oxyde de zinc sur le nez, potion suivante : Infusi laxativi viennensis, potionis Riveri, syrupi mannae, prendre une cuillerée à bouche chaque heure.

Le 29. Diminution de la douleur et du gonflement; pas de douleur dans les mouvements de la tête, ouïe meilleure, pouls, 86, le malade demande à manger.

1er décembre. Le malade s'est levé et a fait avec plaisir une promenade en voiture, ouïe incomplète, coryza et pustules des narines persistants. L'œdème situé derrière l'oreille a disparu.

Le 3. Promenade à cheval. Frisson, vomissements, maux de tête et gonflement de la moitié droite de la nuque; fièvre violente, face bouffie, pouls, 120 : sensibilité exagérée de la moitié droite de la tête et de la peau, maux de tête du même côté. Les *yeux* sont *normaux*, les jugulaires externes sont très dilatées et battent sous l'influence de la respiration ; pulsations de la carotide primitive, vomissements, rigidité des muscles de l'abdomen. Calomel.

Le 4. Même état ce matin, délire toute la nuit, vomissements, frissons. Le soir, *épistaxis*, convulsions épileptiformes avec frissons. Les spasmes cloniques des muscles des membres duraient cinq minutes, avec perte de connaissance ; faiblesse, intelligence intacte, moitié de la face très œdématiée.

Le 5. Délire, fièvre modérée, gonflement de la nuque diminué, phlegmatia alba dolens de la moitié gauche de la nuque, veine jugulaire externe gauche tuméfiée et dilatée. Hier soir il y a eu perte de la vision à gauche pendant une heure, mais la vue est bonne maintenant, érysipèle de la joue droite, douleur dans toute la tête, tintements d'oreille.

4 *heures après-midi*. Consultation avec le Prof. Eichwold. Érysipèle de la tempe et du front, augmentation du volume de la rate et du foie, qui sont énormes au point de se toucher sur la ligne médiane ; les poumons sont intacts quoique le malade se plaigne de dyspnée ; deux attaques convulsives de la tête (spasmes cloniques du trapèze et du sterno-mastoïdien) diminution de la sensibilité dans les membres inférieurs.

Le 6. Légère amélioration, vésicules sur la surface érysipélateuse, qui s'étend jusqu'aux paupières ; région mastoïdienne douloureuse, sterno-mastoïdien en résolution, ouïe meilleure, vision normale.

Le 7. Amélioration de l'état général. L'œil droit est plus petit que l'œil gauche depuis l'apparition de l'œdème des paupières, il n'y a pas de rougeur de la région, mais épiphora et photophobie. Le globe oculaire gauche est normal, la moitié gauche de la face est gonflée, œdémateuse, sans rougeur ni vésicules érysipélateuses; légers tintements d'oreille.

Le 8. Sommeil la nuit, pas de délire, la moitié gauche de la tête n'est plus sensible à la presssion, épigastre moins sensible, pas de douleurs, photophobie à droite et ptosis de la paupière supérieure, L'œdème des paupières est encore très prononcé; il y a de l'œdème de la conjonctive et exophtalmie à droite; la pupille légèrement rétrécie ne réagit que lentement. La vision est bonne mais plus faible qu'à gauche. L'ouïe est plus diminuée à gauche: l'érysipèle a pâli.

Le 9. L'amélioration continue, l'appétit est bon, l'œil droit moins œdématié qu'hier, supporte la lumière, la paupière supérieure est encore paralysée. L'œil gauche commence à son tour à se tuméfier, surtout au niveau de la paupière inférieure. Érysipèle disparu, tête un peu douloureuse.

Le 10. Disparition de l'œdème de l'œil gauche, amélioration de l'état de l'œil droit.

Le 12. Le malade se trouve bien, il y a encore quelques douleurs de tête dans les mouvements.

Le 16. Le malade s'est levé depuis trois jours et ne souffre plus.

Observation LXI

Par Stacke, in *Archiv. für ohrenheilkunde*, 1884, XX, p. 282.

Suppuration chronique avec polype et carie, phlébite des sinus et pyohémie. — Guérison.

Frédéric Münch, 16 ans, entre à la clinique le 1er mai 1883. Il souffre depuis son enfance d'un écoulement de l'oreille droite. Depuis cinq jours, céphalalgie violente, fièvre, frissons, douleur à la pression de l'apophyse mastoïde. La douleur à la pression était surtout très vive près de l'occiput à la partie postérieure de l'apophyse qui était œdématiée. On trouve un polype oblitérant le conduit auditif externe. Ce polype est immédiatement enlevé avec l'anse de Wilde. On se borne à cette opération à cause des symptômes pyohémiques qui se traduisent par des frissons répétés avec une thrombose manifeste de la veine jugulaire interne. Peu à peu au niveau du point douloureux de l'occiput apparaît une tumeur fluctuante. Incision (12 mai), pus fluide et fétide. L'os dénudé, rugueux montre une perte de substance dont on égalise les bords avec la cuiller tranchante. Curage de toute la cavité de l'abcès sous-périosté, désinfection complète, drainage, pansement de Lister.

Immédiatement après l'opération, nouveau frisson.

Les jours suivants la température monta à 39°, une fois à 40°, sans qu'il y ait eu de nouveau frisson. Au sixième jour après l'opération épistaxis abondante; au neuvième jour 39°,5 le soir; depuis ce moment le patient n'eut plus de fièvre. Pendant son séjour à la clinique il avait maigri de 35 livres et il commença à se remettre peu à peu. Le cordon douloureux sur le trajet de la veine jugulaire interne disparut progressivement au bout de quelques semaines. Les granulations reformées dans le conduit auditif externe furent enlevées à plusieurs reprises et on fit journellement durant la convalescence des lavages de la caisse du tympan par le cathétérisme. L'eau injectée sort non seulement par le conduit auditif mais aussi par la plaie opératoire qui se couvrit de bourgeons de bonne nature et bientôt l'ouverture fistuleuse se referma complètement. Les granulations par la suite récidivèrent de moins en moins et l'on put alors apercevoir nettement une petite fistule osseuse qui était le point de départ de ces granulations.

Le malade retourna chez lui et continua à se faire le cathétérisme; il revint se faire examiner plusieurs fois et en dernier lieu le 12 décembre. A cette époque la suppuration continuait et il n'y avait plus de granulations et le malade se trouve bien.

Réflexions. — Je n'*hésite* pas à considérer ce cas comme un exemple de guérison de la phlébite des sinus crâniens. Bien qu'on n'ait pu constater aucune métastase, la courbe de la température avec les frissons typiques et les ascensions brusques suivies de descentes profondes, ainsi que la thrombose caractéristique de la veine jugulaire ne laissent aucun doute pour le diagnostic.

En facilitant l'écoulement du pus retenu dans l'intérieur de l'apophyse mastoïde et dans la région de l'occiput on empêcha la propagation de l'infection, et le thrombus qui remplissait le sinus latéral put alors s'organiser au lieu de subir la fonte purulente. On ne peut songer dans ce cas qu'à une oblitération du sinus latéral et de la veine jugulaire interne.

OBSERVATION LXII

Par le Dr ROMAN BARACZ. In *Wiener Mediz. Wochenschr.*, 1887, n° 38.

Trépanation de l'apophyse mastoïde compliquée de l'ouverture des sinus crâniens. — Guérison.

Abraham G... âgé de 62 ans, de Stettin.

A la suite de l'incision d'un abcès de l'oreille, fistule donnant lieu à un écoulement de pus intermittent et traitée sans succès par une opération. Depuis l'apparition de l'abcès, tintements d'oreille et affaiblissement de l'ouïe ; plus tard céphalalgie continue avec insomnie.

L'examen montre à un centimètre en arrière du sillon supérieur de l'oreille droite, un enfoncement en forme d'entonnoir, d'où s'écoule du pus goutte à goutte, et dans lequel on ne peut pénétrer qu'avec une sonde filiforme.

On arrive à ce niveau sur une perte de substance osseuse. L'acuité auditive est normale du côté gauche. A droite, le malade n'entend la voix qu'à une distance de 10 centimètres, et ne perçoit pas le tic-tac d'une montre appliquée contre le pavillon de l'oreille. L'apophyse mastoïde de ce côté est un peu douloureuse à la pression.

Peau normale, pas d'écoulement de pus par le conduit auditif externe. On abandonne l'examen avec le spéculum à cause de la douleur éprouvée par le patient.

28 février 1887. L'opération doit porter très haut à cause du siège de la fistule. Introduction d'une sonde dans le trajet fistuleux parallèlement à la paroi supérieure du conduit auditif externe jusqu'à une assez grande profondeur. Curage de la partie supérieure avec précaution à l'aide d'une gouge de 8 millimètres. Comme la fistule se dirigeait en haut on se porta un peu dans cette direction, à cause d'une lésion probable de la partie inférieure de l'apophyse, on prolongea l'incision dans ce sens et l'artère auriculaire postérieure fut liée.

Après l'enlèvement de la table externe qui était très dure, on tomba sur un foyer rempli de granulations caséeuses et de pus. Pour faciliter l'accès dans le foyer et assurer l'écoulement du pus on pensait enlever avec précaution la table externe sur une largeur d'un centimètre en dirigeant le tranchant de la gouge en avant en bas et en dedans. Mais après enlèvement des granulations à la cuiller de Volkmann et après avoir essayé de racler la perte de substance osseuse avec une gouge large de 6 millim. tout à coup un jet de sang, large d'environ 8 millim. jaillit, s'écoulant à intervalles réguliers. Tamponnement immédiat de la cavité avec des boules de ouate trempées dans l'eau phéniquée et avec de la gaze iodoformée, puis bandage compressif.

Au réveil le malade se plaignit de céphalalgie, visage cyanosé ; repos au lit, 2 cuillers d'huile de ricin.

Le soir du même jour apyrexie.

1er mars. Pas de fièvre, faiblesse.

Le 2. Pansement souillé de sang que l'on change partiellement jusqu'aux tampons.

Le pavillon de l'oreille récliné en avant est remis en place.

3 mars. Apyrexie.

Le 4. Changement complet de pansement. A la partie inférieure de la plaie du fond se trouve une partie grisâtre de trois millim. de diamètre située un peu au-dessous de l'orifice du conduit auditif externe. C'est la paroi du sinus latéral qui laisse percevoir des pulsations. Tamponnement soigné à la gaze iodoformée et pansement compressif.

Le 11. Le malade éprouve une légère douleur dans la plaie. Pansement ; tissu grisâtre et granuleux du fond de la plaie sans battements. Écoulement de pus par le conduit auditif.

A partir de ce moment, pansement chaque jour ; les granulations se généralisent et la plaie commence à se refermer, il n'y a plus d'écoulement de pus, l'ouïe est restée la même qu'avant l'opération.

Traitement de la thrombose inflammatoire des sinus crâniens.

Jusqu'ici dans l'étude de la thrombose inflammatoire des sinus crâniens on s'est borné au *traitement préventif* de cette affection, et l'on a négligé de parler du *traitement opératoire ou curatif.*

Il est vrai que les difficultés du diagnostic et la gravité du pronostic ont été de nature à rendre les chirurgiens peu entreprenants.

Mais en présence des progrès toujours croissants de la chirurgie du cerveau et de « l'innocuité de l'ouverture du crâne », dont

M. Lucas-Championnière faisait dernièrement la démonstration à l'Académie des sciences (séance du 4 juin 1888), on doit se demander si dans certains cas il n'est pas indiqué d'intervenir d'une manière active.

Puisque la thrombose inflammatoire est presque toujours mortelle, n'est-il pas légitime de tenter une opération qui puisse sauver le malade ? Nous pensons avec M. Horsley qu'il sera toujours permis d'intervenir chirurgicalement dans les cas où l'affection se manifestera d'une manière évidente. Mais il faut de suite faire remarquer que le traitement opératoire est surtout réservé à la thrombose du sinus latéral et du sinus longitudinal supérieur, parce que ces canaux veineux sont plus superficiels et plus accessibles que les autres.

La conduite à tenir dans le cas d'une thrombose du sinus latéral variera suivant les différentes manifestations de la maladie.

Dès le début, si l'on se hâte de recourir à la *trépanation* on pourra enrayer le mal en s'opposant à la transformation purulente du caillot. Mais plus tard s'il se manifeste des symptômes septicémiques ou pyohémiques résultant de la désagrégation ou de la transformation purulente du caillot il pourra être indiqué de faire la ligature de la *jugulaire interne* et de pratiquer l'*ouverture des sinus.*

Nous allons dire quelques mots de ces trois interventions spéciales :

1° *Trépanation de l'apophyse mastoïde.* — Au commencement de la maladie, lorsqu'on pourra supposer que le thrombus n'a pas encore subi de transformation purulente on devra se hâter d'intervenir. Dans la plupart des cas on aura affaire à une affection de l'oreille avec propagation inflammatoire à l'apophyse mastoïde. Dans ces conditions, il faudra sans plus tarder recourir à la trépanation. L'ouverture de l'antre mastoïdien aura pour avantage de s'opposer à la rétention des produits septiques et de diminuer les chances de la désagrégation du caillot renfermé dans le sinus voisin. On aura soin d'employer les antiseptiques et le drainage qui s'opposeront également pour leur part à la propagation de l'infection. Dans les cas où la membrane du tympan sera perforée, l'oreille moyenne remplie de pus on pourra même pratiquer le *drainage auriculo-mastoïdien.* Les lavages à l'eau bouillie préconisés par M. Terrillon pour la toilette de la cavité péritonéale, permettront d'entraîner au dehors une grande partie des agents infectieux, mais pour cela ils devront être abondants et souvent répétés.

Nous ne saurions trop insister sur l'importance de la trépanation de l'apophyse mastoïde au point de vue thérapeutique. L'heureux résultat que M. Horsley a obtenu par cette opération (obs. LIX) doit encourager les chirurgiens à y avoir recours avant même que la thrombose ne soit déclarée.

Nous ne nous arrêterons pas à la technique opératoire de cette trépanation qui vient d'être avantageusement modifiée par M. le Prof. Duplay. On trouvera dans l'intéressant mémoire qu'il a publié dans les *Archives de médecine* (mai-juin 1888), des notions importantes en ce qui concerne cette partie de la chirurgie.

2° *Ligature de la jugulaire interne.* — Nous ne pouvons mieux faire que de rapporter ici les considérations auxquelles se livre M. Horsley à la suite de l'observation qu'il nous a communiquée : « En admettant la formation de la thrombose comment empêchera-t-on l'embolie des organes thoraciques ? La solution de ce problème est une chose assez simple si on l'envisage au point de vue uniquement mécanique car elle se réduit naturellement alors à la ligature de la veine jugulaire au milieu du cou, ce qui n'est réellement pas une opération bien sérieuse. Ceci établi, le seul point à discuter est la justification d'une telle mesure prophylactique sous prétexte qu'elle rendra probablement service. Au premier abord ceci semblera peut-être une proposition un peu hasardée, mais en considérant un peu les faits qui m'ont conduit à la proposer, je pense qu'on abandonnera une opinion contraire. En premier lieu la mesure elle-même est tout à fait simple grâce au traitement chirurgical moderne des plaies, de sorte qu'aucun des vieux arguments mis en avant contre l'intervention chirurgicale ne peut s'appliquer à l'espèce.

« En second lieu il n'y a aucune valeur dans la supposition que l'on peut énoncer à savoir : que la thrombose continuera de l'autre côté du caillot c'est-à-dire le long du sinus transverse, car (*a*) une telle prolongation du processus est presque impossible à cause du passage du sang à travers le pressoir d'Herophile ; (*b*) cette extension se produira quand même et au même degré si le patient est laissé à lui-même. En fait un argument sérieux contre cette ligature c'est que jusqu'ici il est impossible de se rendre compte du nombre de thromboses et par suite des risques de l'embolie. A la suite d'une revue nécessairement rapide de la littérature sur ce sujet je puis dire qu'il n'est malheureusement que trop évident que les données symptomatiques que nous possédons sur ce premier point sont tout tout à fait incomplètes.

« Et puis, je propose de faire cette opération seulement dès qu'apparaît la première indication de l'embolie.

« Le pronostic d'un cas dans lequel l'embolie septique est survenue doit être extrêmement grave dans toute circonstance. Il s'ensuit donc que le champ est ouvert pour de nouvelles recherches de mesures opératoires dans le genre de celle que je viens de proposer. C'est parce que je n'ai aucune confiance dans l'usage des médicaments pour combattre un tel état de choses que je me risque à suggérer ce moyen. »

Ainsi donc la ligature de la jugulaire interne aura pour but d'empêcher le transport des produits de désagrégation du thrombus et de s'opposer à la formation des infarctus et au développement de la septicémie.

3° *Ouverture du sinus.* — Nous abordons maintenant les cas où la thrombose est très avancée et où il existe déjà des signes d'infection purulente. Que convient-il de faire en présence de cette grave complication ? Il est très difficile d'indiquer la ligne de conduite à tenir, parce que jusqu'à présent aucun traitement opératoire tenté dans de pareilles conditions n'a donné de résultat satisfaisant. Cependant on peut espérer arriver un jour à traiter directement la thrombose suppurée du sinus latéral et à prévenir tous les accidents qui en résultent.

L'ouverture du sinus latéral après ligature préalable de la jugulaire et de l'extrémité postérieure de ce canal veineux a déjà été pratiquée par M. Horsley. Cet habile chirurgien perdit son malade il est vrai, mais il n'est pas prouvé que la mort ait été le résultat de son intervention. Quoi qu'il en soit, les expériences et les observations cliniques de M. Horsley méritent d'être prises en considération et contribueront certainement à faire avancer la question du traitement opératoire.

Voici à ce sujet, les notes que M. Horsley a eu l'amabilité de nous communiquer :

Notes sur les sinus de la dure-mère et leur traitement chirurgical.

A. — *Observation expérimentale souvent répétée.*

1) On peut facilement séparer de l'os les parois du sinus et enlever les parties osseuses voisines sans léser ce vaisseau ; si quelques petites veines sont ouvertes on les lie avec le catgut ou on les éponge soigneusement.

2) Les sinus peuvent être ligaturés sans risque d'insuccès ; il en est de même des branches veineuses qui se jettent dans les sinus.

3) Dans les cas d'hémorrhagies graves du sinus longitudinal les flots de sang peuvent être rapidement arrêtés en plaçant la tête dans une position verticale (ce qui diminue ordinairement l'hémorrhagie des deux tiers) et en exerçant une douce pression avec une éponge.

B. — *Observation clinique.*

1) Le sinus latéral peut être lié sans préjudice pour le patient.

J'ai pratiqué cette opération une seule fois, j'ai fait une ligature double et j'ai divisé le sinus entre deux ligatures. Mon malade mourut de shock, 16 heures après mon intervention. A l'examen post mortem je trouvais que les ligatures étaient fixées et serrées et qu'il y avait une petite quantité de caillot de chaque côté.

2) Dans un cas de méningite avec thrombose du sinus latéral, à la suite d'une otite moyenne purulente, j'ai observé à l'autopsie que le sinus latéral était thrombosé et que le caillot septique était transformé en un fluide ressemblant beaucoup au pus. Il m'est venu à l'idée que dans des cas semblables il serait possible de dénuder le sinus, de le lier près du pressoir d'Herophile, de lier en même temps la veine jugulaire interne au milieu du cou dans le but d'en pratiquer l'ouverture. Ce serait le moyen de faire disparaître le caillot septique et de débarrasser le sinus des produits de la suppuration qui est la cause de tous les accidents.

3) On devra s'assurer que les ligatures sont bien serrées et bien fixées puisqu'elles passent à travers la dure-mère près de l'incision.

Il n'y a en effet qu'un millimètre de dure-mère qui tient la ligature pour l'empêcher de glisser. »

Malgré l'insuffisance des indications opératoires de la thrombose inflammatoire des sinus, nous avons cru bon de donner les quelques détails qui précèdent afin de montrer les tendances de la chirurgie actuelle. Nous n'avons aucune compétence en la matière et nous nous garderons bien de porter un jugement sur un sujet aussi difficile que celui du traitement opératoire de l'affection qui nous occupe.

Le *traitement prophylactique* de la thrombose inflammatoire est certainement très important et devrait nous retenir longtemps s'il n'avait pas déjà été indiqué par la plupart des auteurs. Il se confond, en effet, avec le traitement général des phlébites ou des lésions périphériques que l'on étudie dans tous les traités. Il nous suffira de dire d'une façon générale que l'on devra par tous les moyens possibles s'opposer à la propagation de l'inflammation.

S'il s'agit de furoncles ou d'anthrax, on pourra employer au début les pulvérisations phéniquées préconisées par M. Verneuil et que nous avons vues employées avec succès dans son service à l'hôpital de la Pitié. A la première menace de phlébite, on ouvrira rapidement le foyer primitif à l'aide du thermo-cautère, et si les veines de la face sont envahies, et qu'on ait lieu de craindre l'envahissement des sinus, on pourra dans certains cas ouvrir ces veines suivant le conseil de M. Duret, mais on ne recourra à ce moyen énergique qu'après avoir épuisé toutes les autres ressources qu'offre le traitement chirurgical de telles affections. Si l'on peut supposer l'existence d'une collection purulente en arrière du globe oculaire on en fera l'ouverture et l'on pourra employer avantageusement le lavage de l'arrière cavité de l'orbite avec la petite sonde métallique de M. de Wecker.

Les abcès de la bouche et du pharynx seront largement ouverts et drainés, s'il y a lieu; les dents cariées seront extraites et les lésions osseuses des maxillaires et des parois orbitaires sont traitées avec soin.

Une attention toute particulière devra être réservée pour les petites plaies du cuir chevelu, de la face ou des diverses cavités.

On se rappellera que les plus petites pertes de substance peuvent servir de porte d'entrée aux agents infectieux et on usera de tous les moyens ordinaires pour les combattre.

CONCLUSIONS

I. — La tête, la face et leurs cavités renferment des réseaux veineux en communication directe ou indirecte avec le système veineux de la dure-mère.

II. — Les inflammations qui siègent dans ces diverses régions peuvent déterminer la phlébite d'un vaisseau périphérique et servir ainsi de point de départ à la thrombo-phlébite des sinus de la dure-mère.

III. — En présence d'accidents cérébraux qui peuvent faire supposer une inflammation des sinus il faut non seulement examiner le cuir chevelu et les téguments de la face et du cou, mais explorer les diverses cavités, sources de la thrombose : *oreille*, *orbite*, *fosses nasales*, *bouche*, *pharynx*.

IV. — Si l'on trouve la lésion primitive à l'extérieur du crâne on emploiera une thérapeutique active en usant surtout des antiseptiques et en s'opposant à la rétention des agents infectieux par un bon drainage et des lavages souvent répétés.

V. — Dans les affections de l'oreille et de l'apophyse mastoïde non seulement la trépanation hâtive peut avoir pour effet de s'opposer à la formation de la thrombose du sinus latéral, mais elle peut même arrêter son extension si déjà elle existe.

VI. — On serait peut être autorisé à tenter la ligature de la jugulaire interne dans les cas où l'on aurait reconnu les premières manifestations de l'embolie septique.

VII. — La mort est la terminaison presque fatale de la thrombose des sinus crâniens; cependant la guérison a été observée dans certains cas qui se compliquaient de septicémie ou de purulence.

INDICATIONS BIBLIOGRAPHIQUES

En dehors des indications bibliographiques que nous avons données aussi complètement que possible dans le cours de notre travail, nous ajoutons ici quelques renseignements complémentaires.

Abadie. — *Union médicale*, 1887, p. 969.

Abercrombie. — *Traité des maladies de l'encéphale*, 1818.

Blandin. — *Arch. gén. de méd.*, t. XXV, p. 99, 1830.

Boucher. — *Rec. d'ophtalm.*, 1884, p. 270.

Bouchut. — *Gaz. des hôpit.*, 1857-1879.

Bouilly. — Phlegmon périorbitaire. *Gaz. des hôpit.*, 1885.

Bouyer. — *De l'exophtalmie*, 1880.

Brouardel. — Lésions du rocher et de l'apophyse mastoïde et complications. *Bull. Soc. anat.*, 1867.

Bruce. — *Archives de méd.*, 1841, t. XI, p. 67.

Castelnau et Ducrest. — *Recherches sur les abcès multiples*. Paris, 1846.

Chabbert. — *Veines de la face et du cou*. Toulouse, 1876.

— *De l'anthrax des lèvres*. Thèse de Paris, 1877.

Chauvel. — *Dictionnaire encyclop.*, article Orbite.

Compendium de chirurgie. — 1861.

Coupland Sidney. — *On a case of ophthalmoplegia dependent upon thrombosis of the cavernous sinuses.*

Cruveilhier. — *Anatomie pathologique*, 1852, t. II.

Danielopoulo. — *Anthrax des muqueuses*. Thèse, Paris 1868.

Demarquay. — *Traité des tumeurs de l'orbite*. 1860.

Desmons. — Périostite phlegmoneuse diffuse du maxillaire et phlébite suppurée des sinus. *Mémoire présenté à la Société de chirurgie*. 1879.

Duplay. — De la trépanation de l'apophyse mastoïde. *Archives gén. de méd.*, Mai et Juin 1888.

— Ozène et otite syphilitique, thrombose des sinus crâniens. *Archives de méd.*, 1874, t. II, p. 348.

Duplay et Follin. — *Traité de pathol. externe.*

Dupont. — *Des tumeurs de l'orbite formées par du sang en communic. avec circul. vein. intra-orbit.* Thèse, Paris, 1865.

Duret. — *Bull. Soc. anatomo-clinique de Lille*, 1886, p. 48.

Dusch (von). — *On Thrombosis of the cerebral sinuses*, the New Sydenham Society, vol. XI, 1861.

Ely. — *Zeitschrift für Orenheilk.* XI, Bd. I, p. 31, 1881.

Fauvel (Julien). — *De la phlébite aiguë des sinus de la dure-mère.* Thèse Paris, 1887.

Festal. — *Veines de l'orbite et leurs anastom. avec les veines des rég. voisines,* Thèse de Paris, 1887.

Fritz. — *Bull. Soc. anatom.* 1860.

Gaillard. — *Phlébite des veines ophthalm.* Thèse de Paris, 1887.

Gerhardt. — *Deutsche Klinik.* 1857.

Gilette. — Trépan. de l'apoph. mastoïde. *Union médic.*, 1879.

Grenet. — *Des oblitérations de la jugul. interne et des sinus de la dure-mère.* Thèse de Paris, 1873.

Gurwitsch. — Ueber die Anastom, zwischen der Gesichts u. Orbitalvenen. *Arch. f. Opht.*, 1883, Bd. XXIX. Abth. 4, p. 31-38.

Hanau. — *Fortschritte der Medizin*, 1886, n° 12.

Hardy. — *Soc. anatom.*, 12e année, p. 144, 1835.

Heubner. — *Archiv der Heilkunde*, 1868, IX, 5, p. 417.

Horsley. — *Brain Surgery.* Londres, 1887.

Hutchinson (J.). — *On Hæmorrhagie retinis and its connection with gout and Thrombosis of veins.* 1878.

Jacobson. — *Archiv f. Ohrenheilk.* XXI, 4, p. 310, 1884.

Jacoby. — *Archiv f. Ohrenheilk.* XXI, 1, p. 76, 1881.

Knapp. — Thrombose des sinus, *Archiv f. Opht.*, 1868, t. XIV.

Labbé (Ch.). — *Etude sur les granulations de Pachionni ; communicat. de la circul. vein. intra-crân. avec l'ext. du crâne.* Thèse de Paris, 1882.

Lancereaux. — *De la thrombose et de l'embolie cérébrales dans leurs rapports avec le ramollissement du cerveau.* Thèse de Paris, 1862.

Landsberg. — *Centralblatt f. praktische Augenheilk.*, 1883.

Lapersonne (de). — Phlébite suppurée des v. opht. et des sinus cavern, *Arch. opht.*, Paris, 1885, sept.-oct.

Lasègue. — De la phlébite du cou. *Gaz. méd. Paris*, 1879.

Layrac. — *Infiltration séreuse rétro-ocul. ou exopht. séreuse.* Thèse de Paris, 1876.

Lebert. — Ueber Entzündung der Hirnsinus, in *Wirchow's Archiv für path. anat.*, 1856, Bd. XI.

Ledentu. — Obs. de phléb. des sinus crân. consécut. à un furoncle de la face. *Gaz. hebd.*, 1865, p. 327.

Lucas-Championnière. — Innocuité de l'ouverture du crâne et ressources qu'elle offre pour la thérap. *Acad. des sciences*, 1888.

Moos. — *Zeitschrift f. Ohrenheilk.*, IX, I, p. 31, 1881.

Nicaise. — *Des plaies et de la ligature des veines.* Thèse d'agrég., 1872.

Newman. — Hydrocéphalie ventricul. due à la compression des sinus par une tumeur du cervelet. *Glasgow med. Journal*, 1882, p. 161.

Olivier. — *Thrombose et embolie cérébrales dans la phtisie pulmonaire.* Thèse de Paris, 1870.

Panas. — Phlegmon orbitaire et méningite suppurée. *Soc. de chir.*, 1873.

Pietkiewicz. — *De la périostite alvéolo-dentaire.* Thèse de Paris, 1876.

Politzer. — *Lésions de l'orbite à la suite d'une affection de l'oreille.* Trad. de Joly (de Lyon), 1884.

Prescott-Herwett. — *The Lancet*, 1861.

Raymond (F.). — *Dictionn. encyclop.*, article Thrombose, 1887.

Reinhold. — *Centralblatt f. Chirurgie*, 1884, p. 143.

Reverdin. — *Archives de méd.*, juin-juill., 1870.

Ribes. — *Revue médicale*, 1825.

Rillet et Barthez. — *Traité des malad. des enf.*, t. I, p. 166.

Robin (Albert). — *Maladies non traum. de l'oreille.* Thèse d'agrég., 1883.

Schmidt. — Contrib. à l'étude de l'irido-choroïdite métastat. *Archiv. f. Ophth.*, 1872, p. 28.

Schwartze. — *Archiv. f. Ohrenheilk.*, t. IV, 1872.

Schwendt. — *Ueber orbitalphlegmone mit consecut. Erblind.* Thèse de Bâle, 1882.

Sentex. — *Des écoulements purul. du cond. audit. et de la phlébite consée. des sinus méning.* Thèse de Paris, 1865.

Thibault. — *Recherches sur quelques points de méd. et de chir.* Thèse de Paris, 1847.

Tonnelé. — *Journ. hebdom. de méd.*, 1829, t. V.

Troisier. — *Phlegmatia alba dolens.* Thèse d'agrég. 1880.

Trolard. — *Recherches sur l'anat. du syst. vein. de l'encéph. et du crâne.* Thèse de Paris, 1868.

Trude. — *Schmidt's Jahrbuch.*, 1860.

Wecker (de). — *Traité d'ophthalmologie* (inédit).

Weichselbaum. — *Allgem. méd. Centralzeit.* Vienne, 22 juin 1881.

Weill. — Thèse de Strasbourg, 1865.

Wreden. — On the Ætiol. a. Diag. Phlebitis of the cavernous sinuses, etc. (Trad Bradford E. H.). *Arch. of ophthalm. a. Otology*, t. V, p. 75. New-York, 1876.

R.F.

TABLE DES MATIÈRES

PREMIÈRE PARTIE

DEUXIÈME PARTIE

BIBLIOTHÈQUE NATIONALE RF IMPRIMÉS

IMPRIMERIE LEMALE ET Cie, HAVRE

A LA MÊME LIBRAIRIE

HAHN, bibliothécaire en chef de la Faculté de médecine de Paris. — **Vocabulaire médical Allemand-Français**, contenant tous les mots techniques omis dans les dictionnaires allemands-français. Prix cartonné. . . . . 6 francs

HUEPPE et VAN ERMENGEM. — **Manuel technique de Microbiologie**, édition française.

Cette édition a pour base l'ouvrage du Dr HUEPPE, mais ce n'est pas à proprement parler une traduction, la matière et les figures étant plus que doublées dans l'édition française. 70 figures et 2 planches en chromo. Prix. . . . . 16 francs

HEYDENREICH (Alb.), professeur de clinique chirurgicale à la Faculté de Nancy. — **Thérapeutique chirurgicale contemporaine**, 1 vol. in-8 raisin de 300 pages. Prix 6 francs

CHAUVEAU. — **Formes cliniques et pathogénie de la fièvre hystérique**. Prix. 2 fr.

DESPRÉAUX, ancien interne des hôpitaux. — **Du curettage de l'utérus, indications et technique**. Prix. . . . . . . 2 fr. 50

GRATTERY, ancien interne des hôpitaux. — **Troubles viscéraux d'origine menstruelle**. Prix . . . . 3 fr. 50

HISCHMANN, ancien interne des hôpitaux. — **Intoxications et hystérie**. Prix. . . . . . 2 fr. 50

JOULLIARD, ancien interne des hôpitaux. — **Du cancer de la glande sous-maxillaire**. Prix. . . . . 3 fr. 50

LECA. — **Des lésions secondaires au cancer de l'utérus**. Prix. . . . . 2 fr.

LEFÈVRE, ancien interne des hôpitaux. — **Sur la tuberculose par inoculation cutanée chez l'homme**. Prix . . . . . . 3 fr.

LEJARS, ancien interne des hôpitaux, prosecteur à la Faculté. — **Du gros rein polykystique**. Prix. . . . . 4 fr.

LEPAGE, ancien interne des hôpitaux. — **Des applications de forceps au détroit supérieur**. Prix . . . . 4 fr.

LEVEL. — **Contribution à l'étude des paralysies urémiques**. Prix. . . . . 2 fr.

NOURRIC, ancien interne des hôpitaux. — **De la névralgie brachiale double**. Prix. . . 1 fr. 50

RIOCREUX. — **Syphilis; hérédité paternelle**. Prix . 3 fr. 50

SOPPOVITCH. — **Contribution à l'étude de la pneumonie catarrhale**. Prix . . . . 2 fr.

TEXIER. — **Déformation du tronc consécutive à la sciatique** (avec 2 similigravures). Prix. . . . . 2 fr. 50

TRAZIT. — **De la chlorose fébrile**. Prix. . . . . 3 fr.

VILLEMIN, ancien interne des hôpitaux, prosecteur à la Faculté. — **Etude expérimentale de l'action de quelques agents chimiques sur le développement du bacille de la tuberculose**. Prix. . . . . 2 fr.

IMPRIMERIE LEMALE ET Cie, HAVRE

www.ingramcontent.com/pod-product-compliance
Ingram Content Group UK Ltd.
Pitfield, Milton Keynes, MK11 3LW, UK
UKHW020118200726
13856UKWH00002B/613

9 782013 590983